细胞军团大作战

[IMMUNE SYSTEM/免疫系统]

豆麦麦 / 著   立米 / 绘

陕西新华出版传媒集团
陕西科学技术出版社

图书在版编目(CIP)数据

细胞军团大作战:免疫系统/豆麦麦著.－西安:陕西科学技术出版社,2015.3(2017.5重印)

ISBN 978-7-5369-6383-2

Ⅰ.①细… Ⅱ.①豆… Ⅲ.①医学－免疫学－青少年读物 Ⅳ.①R392-49

中国版本图书馆 CIP 数据核字(2015)第 037610 号

细胞军团大作战(免疫系统)

出 版 者	陕西新华出版传媒集团　陕西科学技术出版社
	西安市北大街 131 号　邮编 710003
	电话(029)87211894　传真(029)87218236
	http://www.snstp.com
发 行 者	陕西新华出版传媒集团　陕西科学技术出版社
	电话(029)87212206　87260001
印　　刷	陕西金和印务有限公司
规　　格	720mm×1000mm　16 开本
印　　张	10 印张
字　　数	54 千字
版　　次	2015 年 5 月第 1 版
	2017 年 5 月第 2 次印刷
书　　号	ISBN 978-7-5369-6383-2
定　　价	23.80 元

版权所有　翻印必究

(如有印装质量问题,请与我社发行部联系调换)

CONTENT ABSTRACT
内容简介

  毛小逗、麦麦罗、安千儿三人在学校组织的一次野外生存训练营大考验中意外地走失，误入巨人族生存的"时间空间"。

  在"时间空间"里，三人遇到了巨人克洛奇，在巨人克洛奇的眼中，三个孩子显得非常渺小。

  巨人克洛奇躯体庞大。由于庞大的身躯需要极大的能量才能维持其基本生存，因此，巨人克洛奇使用两大方式维持生命：一是不断地寻找食物，以供身体能量的需求；二是减少活动，常常嗜睡。

由于生存环境的恶化，巨人族的食物越来越少，他们开始靠寻觅一些树叶、杂草来维生。毛小逗、麦麦罗、安千儿进入"时间空间"，跌落神秘之地后，身上沾满了树叶、杂草，正巧遇到了正在寻觅食物的克洛奇，便随着树叶、杂草被克洛奇吞入腹中。

由此，三人来到了另一个"生存空间"——巨人克洛奇的躯体内，并在这个生存空间里开始了一次神奇的人体探索之旅！

免疫系统：细胞军团大作战

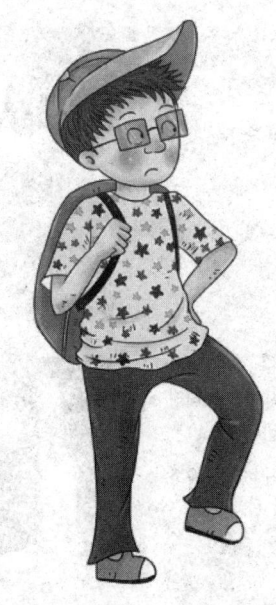

毛小逗：毛小逗的爸爸是一位生物学家，受爸爸的熏陶，毛小逗自幼热爱科学，和别的孩子一样对任何事物都充满好奇与疑问。他不但热爱科学，还喜欢冒险。

THE MAIN CHARACTER

主角

人体科普童话　RENTI KEPU TONGHUA

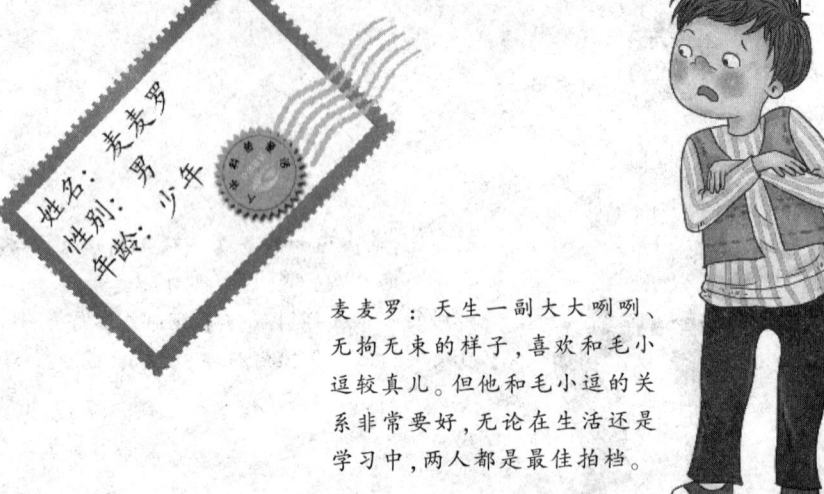

姓名：麦麦罗
性别：男
年龄：少年

麦麦罗：天生一副大大咧咧、无拘无束的样子，喜欢和毛小逗较真儿。但他和毛小逗的关系非常要好，无论在生活还是学习中，两人都是最佳拍档。

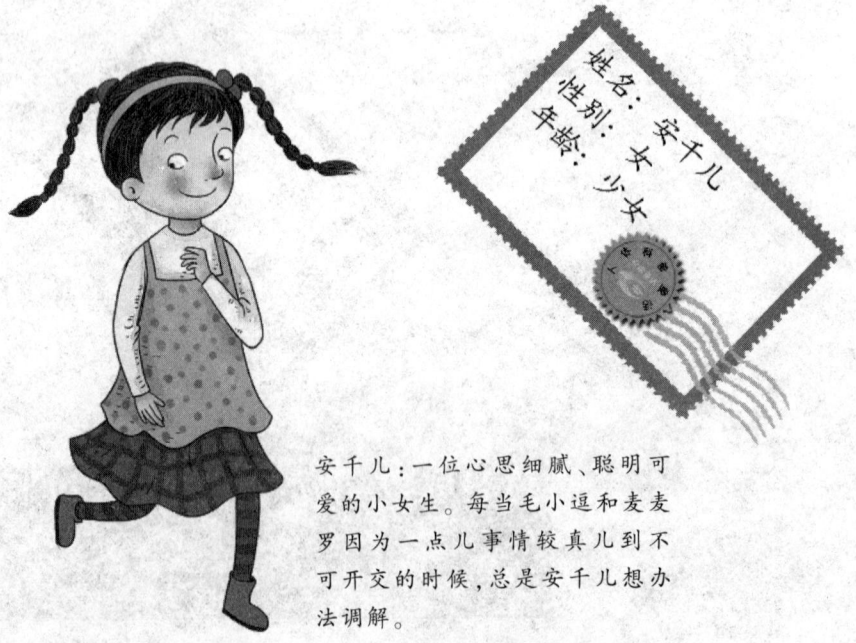

姓名：安千儿
性别：女
年龄：少女

安千儿：一位心思细腻、聪明可爱的小女生。每当毛小逗和麦麦罗因为一点儿事情较真儿到不可开交的时候，总是安千儿想办法调解。

CATALOG
目录

009	第1章 神秘的求救信
010	①引言
012	②意外来信
021	第2章 战争集结号——城门失守
022	①免疫细胞军团失守城门
026	②安千儿被困细菌军团军营
031	第3章 驻守城门的将军——巨噬细胞
032	①一个巨大的安全防卫系统
038	②咽喉守卫者——巨噬细胞
044	③细菌军团的作战计划
049	第4章 争城夺地——四大安全卫士
050	①四大安全卫士备战
064	②细菌军团的密集进攻
069	第5章 精锐部队——有毒细菌
070	①细菌军团的精锐部队
077	②细菌军团的再一次进攻
087	③咽喉要道再度失守

089	第6章 致命武器——病毒
090	①病毒的威力
099	②病毒的克星——干扰素

105	第7章 免疫系统的缺陷
106	①过敏反应
110	②自体免疫性疾病

115	第8章 无间道——混进来的坏人
116	①安千儿逃离细菌军团
122	②免疫系统信息库
131	③间谍计划
134	④大军压境

139	第9章 尾声(全书终)
140	①间谍潜伏进来
151	②细菌军团的胜利
152	③离别

免疫系统：细胞军团大作战

第1章

神秘的求救信

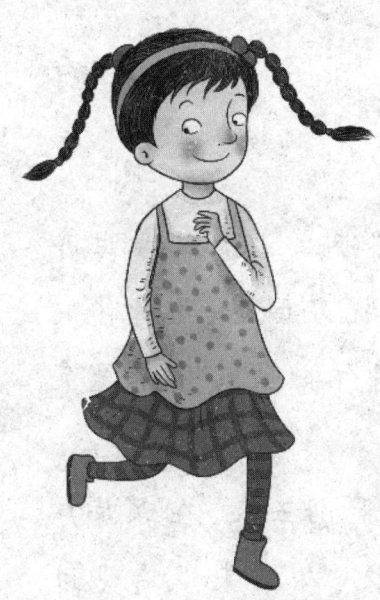

神秘的求救信

①引言

在大巨人克洛奇的身体里,居住着世界上最为强大的组织,他们骁勇善战,为身体的安全立下过汗马功劳,身体健康几乎都是靠他们来维持。

麦麦罗、毛小逗和安千儿三人,在这片广袤的"土地"上滞留了许久,却从来没有见过这片土地上最为耀眼、功劳巨大的防御组织。

平时并不能看出他们的威力来,可一旦遇到入侵的疾病时,战争就会一触即发,恐怖的"肉搏战"、无穷无尽的"暗杀偷袭"都会让入侵的敌人们溃不成军。

生命心脏的跳动、大脑的运行,一切都在有条不紊地进行着。然而,一片黑暗的病毒大军,正虎视眈眈地从口腔、皮肤等处伺机而入,只要人们露出弱点,它们便会把握时机,侵入破坏。

肆虐地破坏,疯狂地攻击,一片片的组织都被病毒控制起来,身体的各个部门在病毒的攻击下,气息奄奄。

可是任何部门都不会放弃,他们一直在坚持着,对防御系统无比强大的信心理念支撑着他们。

对于病毒这样可怕的对手,我们的身体更是拥有着无比强大的防御系统,他们的名字虽然简单,可是做起事来毫不马虎,每次都把入侵的病毒打得落花流水。这就是堪称人体安全卫士的防御系统——免疫系统。

② 意外来信

毛小豆、麦麦罗、安千儿告别了爱"呜呜呜"哭泣的小家伙"肾脏"，继续踏上征程，寻找真相。

他们不知道自己现在位于大巨人克洛奇的哪一个部位。

突然，不知道谁惊叫了一声："啊——"

这时，一个东西掉在他们眼前。毛小逗捡起一看是个揉搓得皱巴巴的纸团，上面写着：

有敌人入侵，速来救援！

几个简单的字。

三个小伙伴看完字后，你看看我，我看看你，一时不知该怎么办才好。

"我们还是不要多管闲事了吧?"良久,安千儿开口,语气里有些许颤意。

"不能。路见不平一声吼啊,该出手时就出手。"还未等毛小逗说话,麦麦罗已经抢先表明了自己的立场。

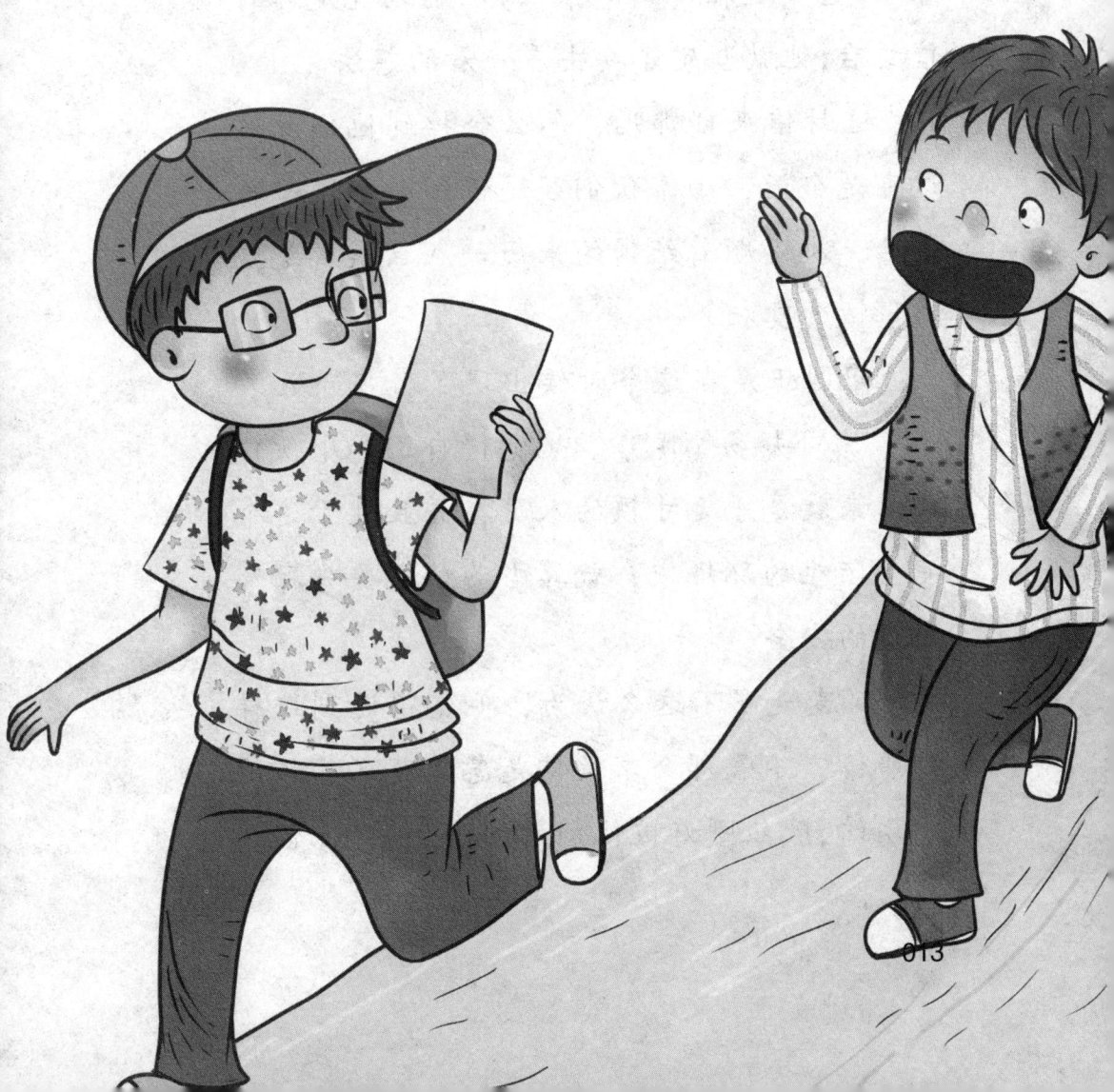

"可是,"安千儿虽然很想成全毛小逗的英雄想法,但是考虑到自身的安全,她有点胆怯了,"我们是手无寸铁的人啊,我们去帮不了什么忙吧?"

"毛小逗,你怎么看?反正,我觉得非去不可。"毛小逗在看到那张纸,准确地说是那封信之后,他就坚定了要去看一看的想法。

这封信来自哪儿,怎么会掉到他们身边这可是个谜,小家伙们经过仔细斟酌了一番之后,决定顺着纸张的来历一点点摸清楚这个事情的真相。

问题正是在这个时候出现了,安千儿表示不赞同去多管闲事。她觉得自己和小伙伴们本来就是手无寸铁的人类,并且处于这个完全陌生的环境中,就算当英雄也要先顾及自身的安全。

可麦麦罗不这么认为,他觉得遇到这样的事情,不管那个求救信是怎么莫名其妙地出现的,既然刚好被他们看到了,那么他们就理应去做次英雄,帮助一下别人。

看着各执一词的两个人,毛小逗一时间不知道说什么好。两个小伙伴说的确实都有道理,但是他认为这种事情当然应该去看看,要不然在大巨人体内不是白走一遭了嘛。可是考虑到安千儿说的顾虑,自己和小伙伴确实是手无寸铁,连自己都保护不了的人,怎么去管这些事情。

到底是事不关己高高挂起还是路见不平拔刀相助,小伙伴们各有各的坚持,僵持了许久也没有个解决的办法。

"走嘛,走嘛,去看看嘛。"麦麦罗推了推毛小逗。他当然清楚如果毛小逗站在自己这方,安千儿也只能跟着妥协。

"如果我们三个这样空手而去,也不了解任何事情,会不会不大稳妥啊?"毛小逗当然很想去,毕竟每个男孩子心中都有点英雄情结,更何况这两个风华正茂的少年呢。可是有些因素也不得不考虑,就这点来说毛小逗可比那个冲动的麦麦罗强了许多。

"哪有这么多废话啊,没事的嘛,你瞧我们三个一路走过来都没事啊。"麦麦罗没想到毛小逗还在犹豫,没办法他只好再次把重心放在安千儿身上,"小千儿,你说是不是啊,我们是吉人自有天相嘛。"

安千儿咬了咬嘴唇,却不接腔。以她对麦麦罗的了解,怎会不知他这样其实是在求自己妥协。

"绝对不行,那么危险的地方,我们不能去冒险。"安千儿盯着麦麦罗说道。

"虽然有些危险,可是我们也能克服的啊!"麦麦罗说道。

"喂,喂,你们不去,我自己去。嗯哼!"麦麦罗看着还在犹豫的两个小伙伴,忍不住要先行一步去英雄救美了。哦,不,是英雄救英雄了。

"等等嘛,又没说不一起。你可真是胆大妄为,上次出走的事情才结束,这次又要出

走,真是拿你没办法!"毛小逗见状赶紧拦下了麦麦罗。他盯

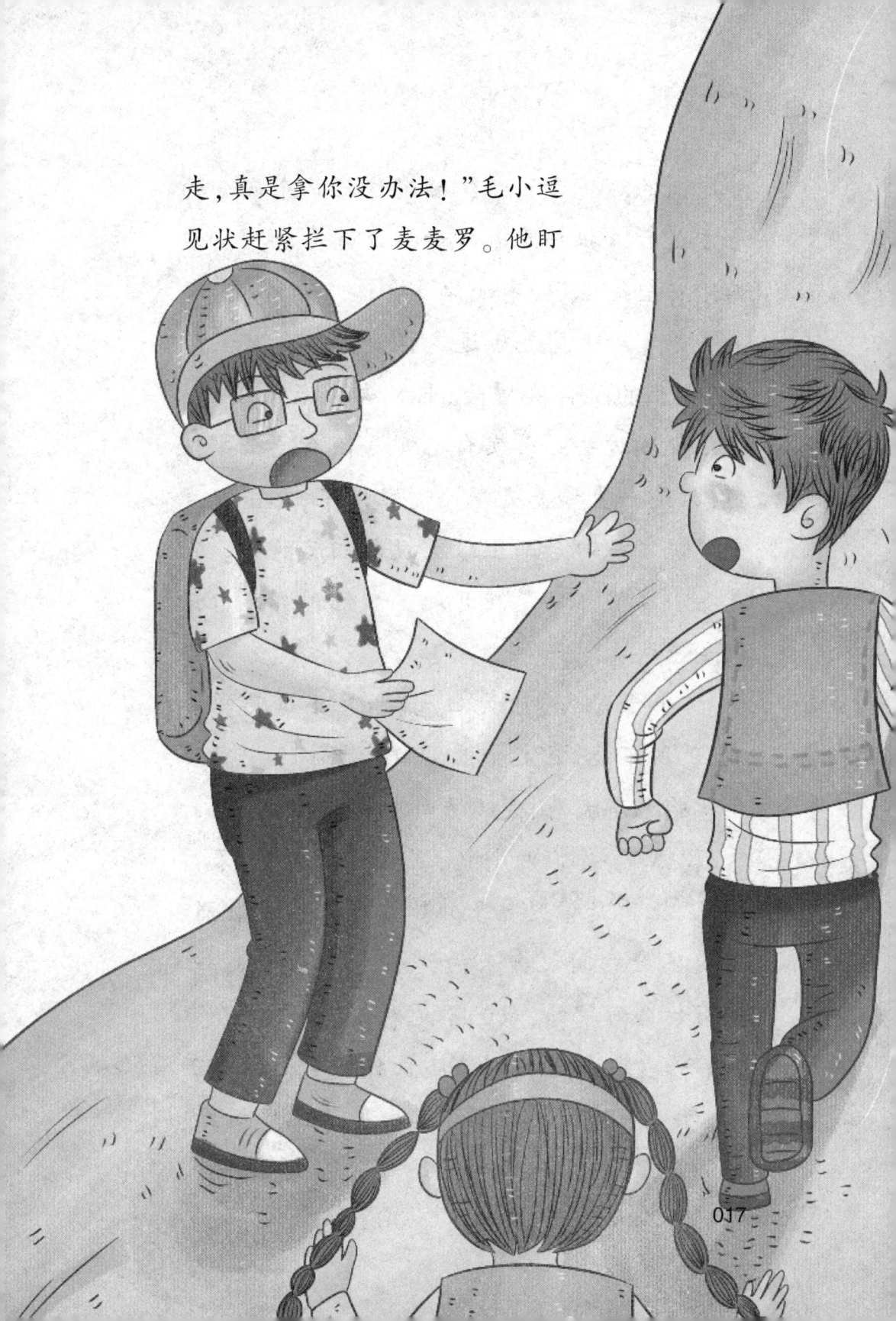

着周围的环境看了看，确定这儿是个安全的地方之后，扭头看着安千儿说道："这儿应该算是安全地区了，不如你就在这儿等着。"

安千儿听到毛小逗这样说，不免有点急了：自己的伙伴去冒险，自己却在后面安逸，真是说不过去。其实自己哪是怕有什么事情啊，只是一直和麦麦罗斗嘴习惯了，总是在麦麦罗说了一句后马上跟上说句相反的话。可是毛小逗显然不是在开玩笑，他说那几句话倒是很认真。

"小千儿啊，你放心，我和毛小逗英勇神武，无所不能，肯定会很快回来找你的。"见安千儿脸色不大对，麦麦罗赶紧出言安慰。

"嗯哼，你们两个啊，还英勇神武呢，笨得要死。上次是谁哭鼻子的！"安千儿皱了皱眉，似是不经意间说出来的，"我也要跟着去，如果有什么好玩的，我岂不是要错过了。"

一看达成了共识，小伙伴们自然很是开心，毕竟可以一起出发，不用再为此事纠结，都开心得很。

可是短暂的开心过后,事情又来了。

你说,这简简单单的两句话,怎么让人找到这个求救信的发出者呢。

"不如,我们大声喊喊试试。"麦麦罗说着把手放在嘴边吼了两声,显然这个办法行不

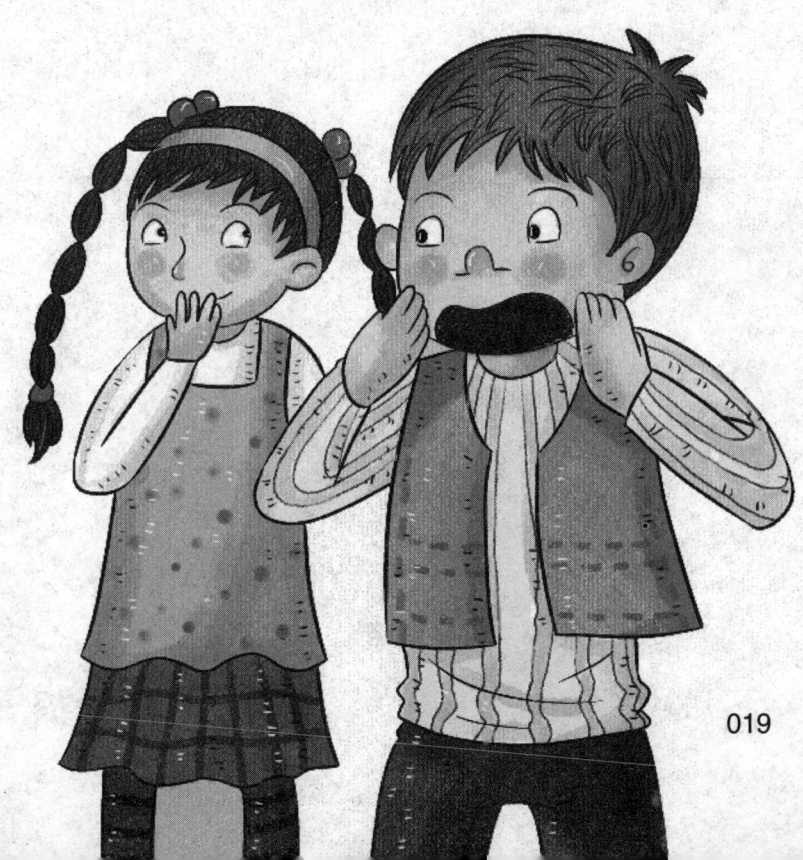

通，因为回答他的只是安千儿的笑声。

要怎样去找到这个信的发出者成了难题，小伙伴们一时也不敢怠慢，毕竟是人命关天的事情，所以就一起往前走去。

第2章
战争集结号——城门失守

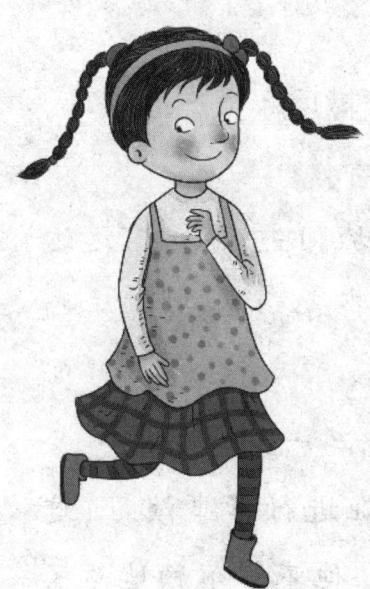

战争集结号——城门失守

① 免疫细胞军团失守城门

"快走,快,快跟上。城门失守了。"远远地,听到一阵乱七八糟的声音。

"集合,一起出发。"

紧接着是口号声,"一二一,一二一……"

远远地听上去像是在进行军事演习,这些可都是麦麦罗的喜好,他不管不顾地跑了过去,毛小逗也跟了上去。

"等等我。"安千儿看着两个小伙伴的背影,着急地说,可是那两个被军队吸引的小家伙哪里可以听到她的声音。

"啊!你……救,救命……"安千儿刚停下来歇了一口气,瞬间觉得有点不对劲。是的,不对劲。当她转身看着身后两个庞大的士兵的时候,突然察觉出了问题出在哪里。两个庞

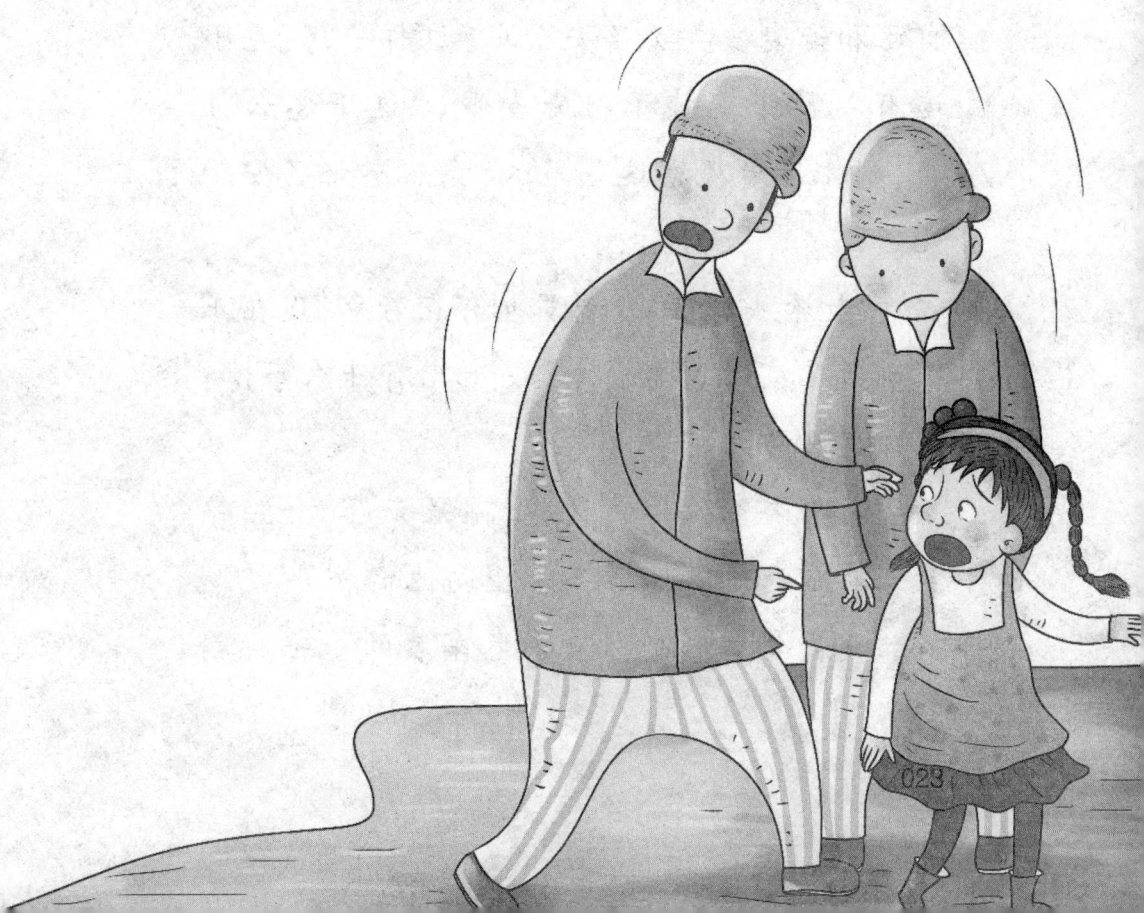

大的士兵互相对视了一眼，就拽着安千儿往别的方向隐去。

"哎，我刚才好像听到有人喊救命。"毛小逗以为自己听错了，他有点不敢相信地碰了碰身边的麦麦罗。

"是哦，而且那个声音还比较熟悉。"麦麦罗说着左看右看，"哎，安千儿哪儿去了？"

经麦麦罗这么一说，毛小逗也转身去看，发现身后根本没安千儿的身影。这怎么回事，自己和麦麦罗弄丢了安千儿！这样一想，毛小逗有些紧张地拽了拽麦麦罗："这下怎么办啊，刚才忙着观察这些军队，竟然忘记了安千儿。"

"赶紧去找。"麦麦罗也有点着急，现在正是动荡不安的时期，如果安千儿有什么事情，可该怎么办才好呢。

两个小家伙边喊边找，结果声音太大，导致正在前行的军队停下来望向他们。

没多久，一个穿着白色军装的小士兵朝

他们跑了过来，他跑到麦麦罗和毛小逗身边时站立，行了个军礼，然后有礼貌地问道："请问两位是？"

"报告长官。"麦麦罗也赶紧学着他的样子回了个军礼，然后立正回答，"我们是收到信来支援的人。"

"哦，原来是这样啊！"那个小士兵说道，"我们就是发出救援信的免疫细胞军团，是保护大巨人克洛奇身体的部队。"

麦麦罗问道："既然如此，你是？"

小士兵答道："我是免疫细胞军团的一个小头领。"

麦麦罗赶忙说："失敬，失敬啊！"

免疫细胞军团小头领说道："不必客气。可是，你们既然是来支援的，为何停留在这里啊？"

"因，因为和我们一起来的伙伴丢了。"毛小逗慌忙答道。

免疫细胞军团小头领说道："原来是这样

啊，你们的伙伴长什么样子，我们帮你找找。"

"她啊，是个女孩子，头发稍微长点，梳着两条马尾辫。"麦麦罗解释着，突然想到了什么，"哎，就是长得和你们不一样的，和我们有点像的。"

免疫细胞军团小头领回答道："我可以帮你们找找她，不过现在还不是时候，因为细菌军团正在大肆进攻，城门已经失守。我们必须把它们击退夺回城门后才能帮助你们。"

麦麦罗和毛小逗了解了情况之后，也认同此想法，应先击退敌人再找安千儿。就这样，麦麦罗和毛小逗跟随着免疫细胞军团前往阵地的指挥中心——脾脏。

②安千儿被困细菌军团军营

安千儿被细菌军团抓住了，现在正在军营里听几个细菌军营的指挥官叽里呱啦地说话。安千儿竖起耳朵，想听个究竟，却被细菌军营的一个小士兵发现了,于是走上前质问道:"小姑娘,请问你是怎么来到这儿的?"

"被你们抓来的哎。"其实安千儿最初是有些害怕的,可是后来她开始有点明白了,这些人根本没有对付她的意思,反而对她很是客气。也许是因为他们只顾作战,根本没有时间考虑她,这反而使得安千儿不再害怕,和他们说话的时候又变成了那个伶牙俐齿的小姑

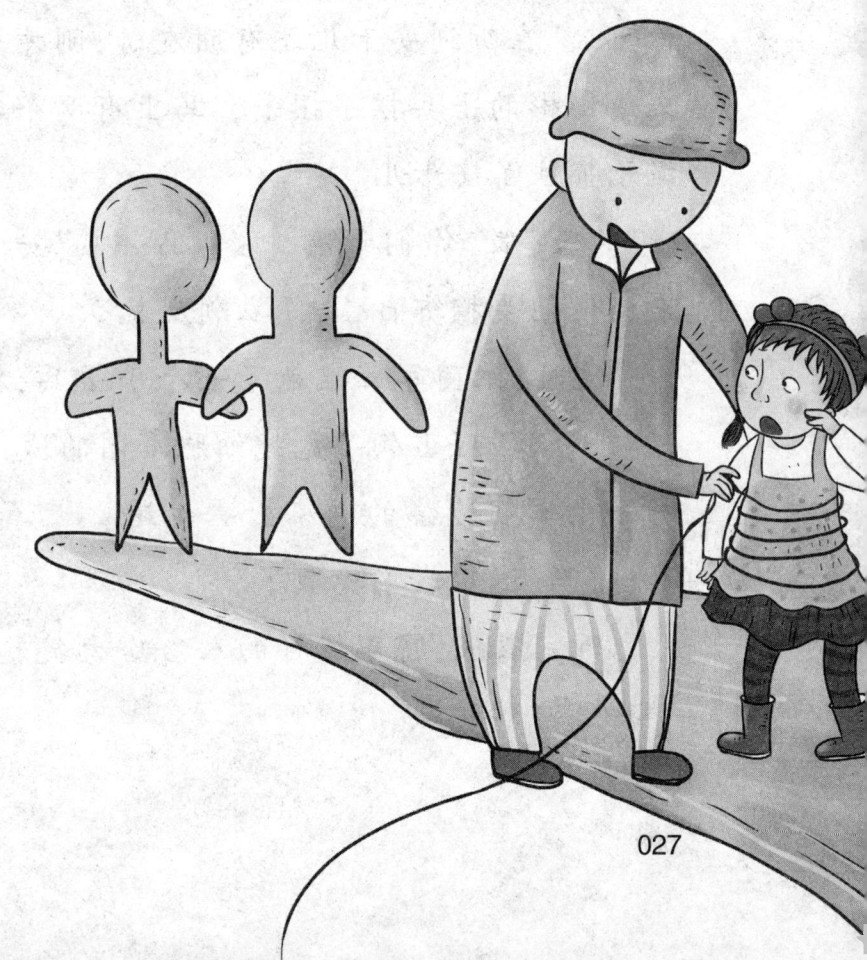

娘。

"我想你误会我们的意思了,我们只是想问,你为何出现在我们地盘的军营中?"一个军官模样的士兵说道。

"你是谁?我和朋友一起来的,还有问题吗?"安千儿说话中带着急促的语气,此刻想到的只是赶快找到自己的朋友。

"我是这个军团的军师,那么现在要委屈你了。"在听到安千儿还有朋友时,刚才那个文质彬彬的士兵摆了摆手,马上有两个人用绳子捆住了安千儿。

"喂,喂,你们干嘛,呜呜呜……"安千儿看到他们要捆绑自己,便立刻反抗。

这时,细菌军营里来了一个小士兵,报告道:"我们已经占领了免疫细胞军团的城门。"另一个军官模样的也凑上去说道:"恭喜,恭喜,将军,这次我们稳赢了。"

听完汇报,将军模样的人哈哈大笑起来:"当然,当然稳赢。"

军营里的士兵齐喊——

"将军威武,千秋万代,一统天下。"

"一统天下。"

这时,安千儿明白了,原来那个哈哈大笑的将军便是细菌军团的首领——细菌军团将军。

这时,细菌军团将军向细菌军团军师说道:"我们下一步该怎么办?"

细菌军团军师说道:"乘胜追击,我们要一鼓作气,打败免疫细胞军团。"

细菌军团将军点头说道:"我也正是

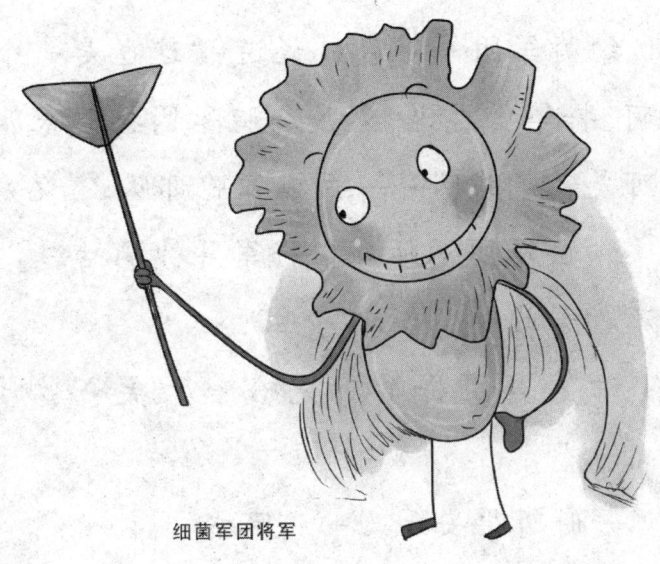

细菌军团将军

此意。"

安千儿听到这里,心想,说不定现在毛小逗和麦麦罗已经找到免疫细胞军团的大军了,要赶快将这个信息传递给他们,可是如何传递呢?安千儿心想,不妨先稳住细菌军团,拖延他们的时间为上策。

于是,安千儿高声喊道:"慢,慢着。"

细菌军团将军疑惑地看着安千儿:"怎么了?"

安千儿略一思索说道:"那个兵法上都说,穷寇莫追。"

细菌军团军师趁机说道:"这也是一个道理啊,将军。再说,免疫细胞军团接下来派出的可是精英战队——巨噬细胞部队。"说完之后,细菌军团军师趴在将军耳旁嘀咕道:"我们不妨如此……如此……"

细菌军团将军听完哈哈大笑:"妙计,妙计。"

一时听得安千儿一头雾水。

第3章
驻守城门的将军——巨噬细胞

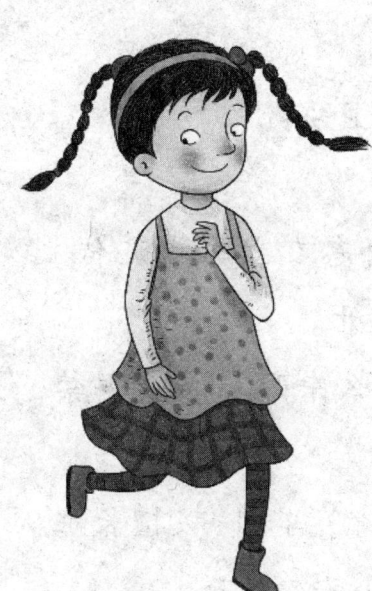

驻守城门的将军——巨噬细胞

① 一个巨大的安全防卫系统

此时,一个古怪的消息在大军中流传,"巨噬细胞"的威名瞬间传开。

"巨噬细胞,到底是什么东西?"麦麦罗禁不住好奇地问道。

"他们是一支强大的精英军团,极擅长征战杀敌。"免疫细胞军团小头领说道。

"啊,这么厉害。"麦麦罗听得忍不住跳了起来,他有些不相信地拉着免疫细胞军团小头领询问。

"是啊。想要了解这些,还要从头说起。"免疫细胞军团小头领说道。

看着毛小逗和麦麦罗好奇的样子,免疫细胞军团小头领忍不住继续为他们讲解道:"人体内啊,都会有自己的安全体系抵御入侵者。比如你们的皮肤和骨骼在外界受到有害物入侵时,可以起到保护体内器官的作用,甚至你们的头发还可以保护头皮不受紫外线伤害;眼睑可以保护别人突然伸向眼睛的手指。人体内最重要的安全系统是个隐形的系统,你们无法感觉到或者看到。当然了,你们可以看到我们完全是因为我们是存在于大巨人体内的。"

免疫细胞军团小头领顿了一下,继续开始自己的长篇大论:"你看不见这个安全系统,但他却帮助你们抵御疾病入侵,帮助你们康复。人身上携带着大量的细菌,这些细菌很有可能让你的身体被感染。那么,这个时候我们这些免疫细胞就要出去作战了。免疫系统的疾病是非常复杂的,因为导致我们身体感染因素的范围实在是太大了,而身体回应的办法又有很多,所以,还是很难确切地知道战胜那些感染的方法。而我们很容易就能知道什么时候缝合伤口;什么时候把石膏敷料敷在伤处用以固定骨折部位;还有就是像你们的味蕾,他们会准确地知道自己喜欢什么,不喜欢什么。这些都是免疫系统做出的自然反应。"

毛小逗听到这里问道:"免疫系统包括什么样的组织呢?他们是如何部署呢?"

"当然有啊。"说到这里,免疫细胞军团小头领拿出一张示意图,上面写着:

免疫器官:由骨髓、胸腺、脾脏、淋巴结、扁桃体、小肠集合淋巴结、阑尾等组成。

免疫组织：包括胸腺、骨髓、脾脏、淋巴组织等。

免疫细胞：由淋巴细胞、单核吞噬细胞、中性粒细胞、嗜碱粒细胞、嗜酸粒细胞、肥大细胞、血小板等组成。

免疫分子：由补体、免疫球蛋白、干扰素、白细胞介素、肿瘤坏死因子等细胞因子组成。

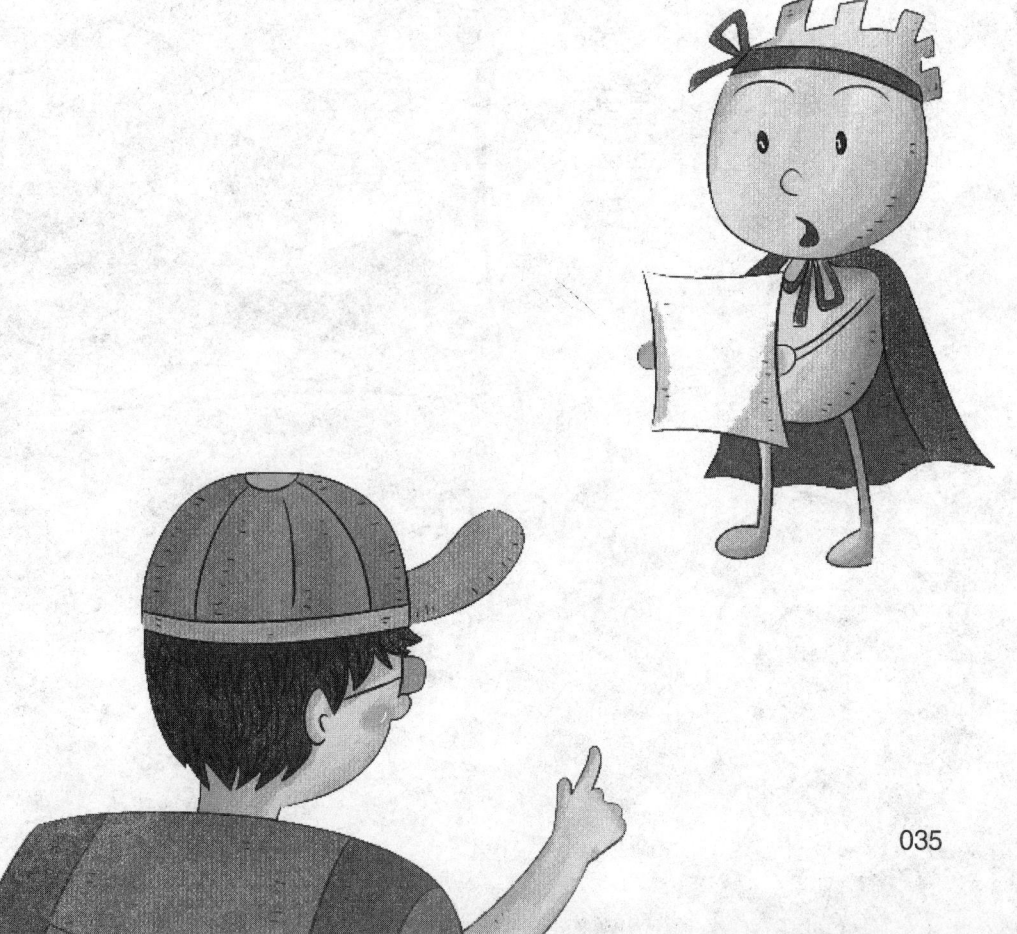

免疫细胞军团小头领接着讲道:"其实,这也是一张作战图。我们知道细菌军团将要进攻哪里,那里的免疫系统便会快速做出反击。天然免疫,是人类在长期的种系发育和进化过程中,逐渐建立起来的防御病原体的一系列功能。其特点是人人生来就有,并能遗传给下一代,而且不同物种的生物免疫系统存在差异。除了这些,免疫系统的四大机构,总体上互相分离又相互协作,组成一道安全

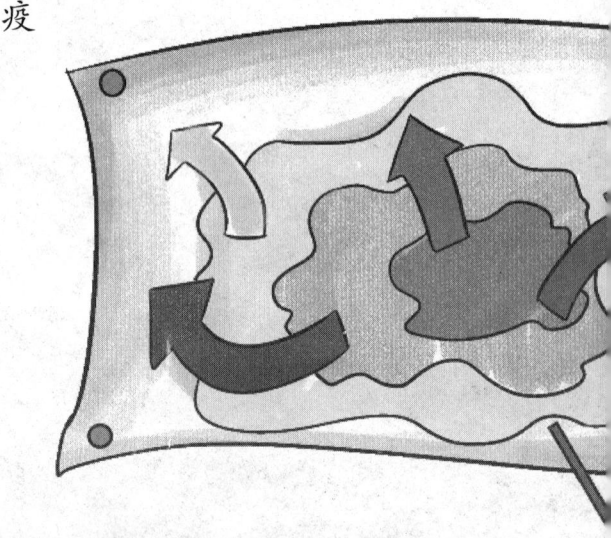

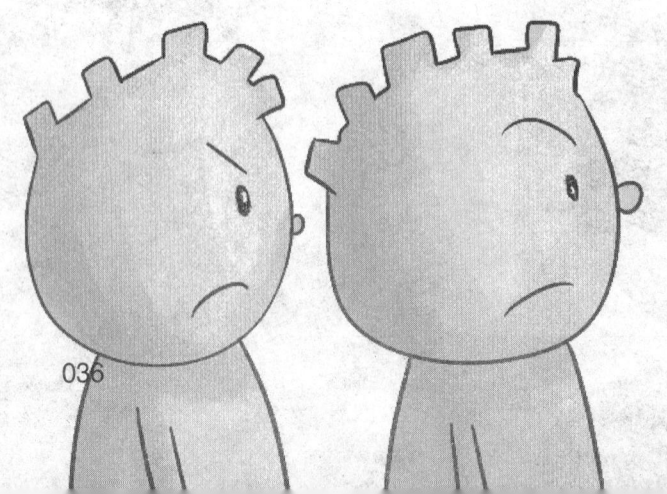

的防卫网络,除了防卫病原体入侵,还能发现并清除异物、外来病原微生物等。"

麦麦罗问道:"当免疫系统遇到那些有害的病原体攻击时,会把它当做一种外来入侵者,像所有捍卫领土的士兵遇到外来入侵者一样清除掉吗?"

免疫细胞军团小头领点头道:"会的。"

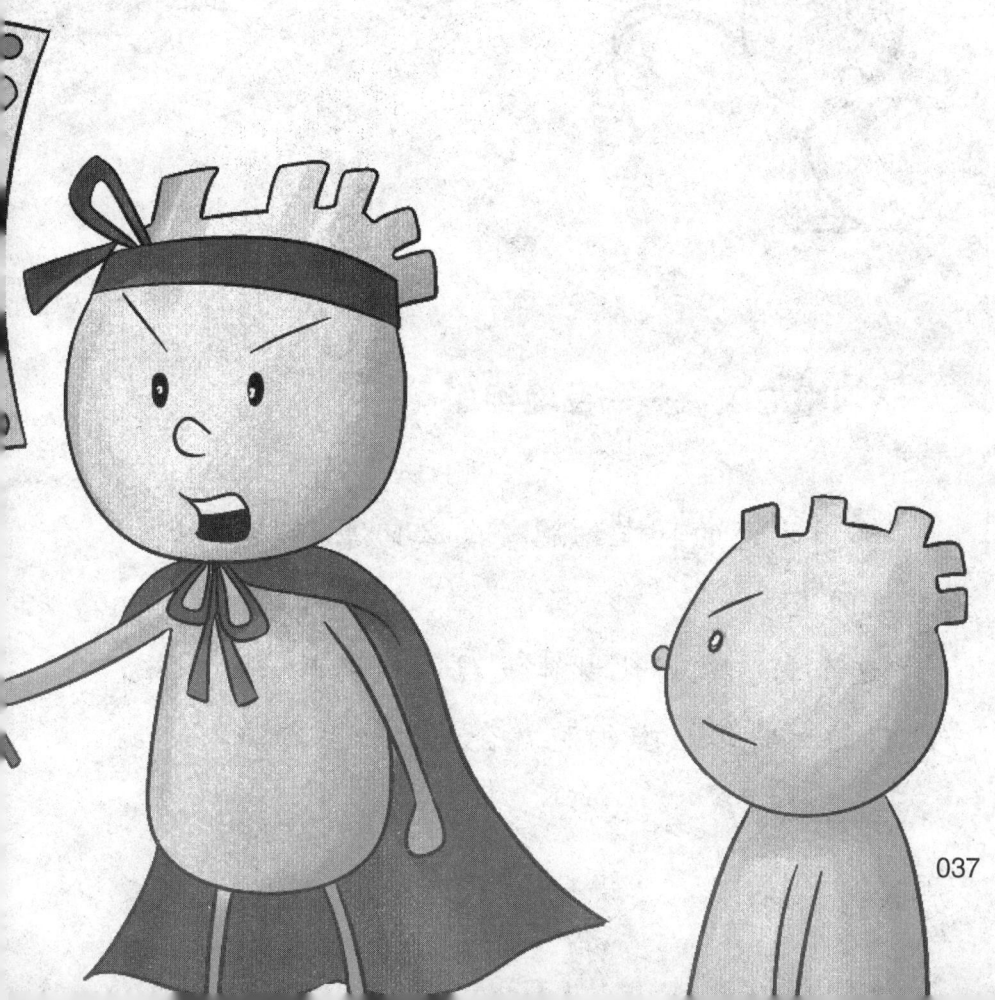

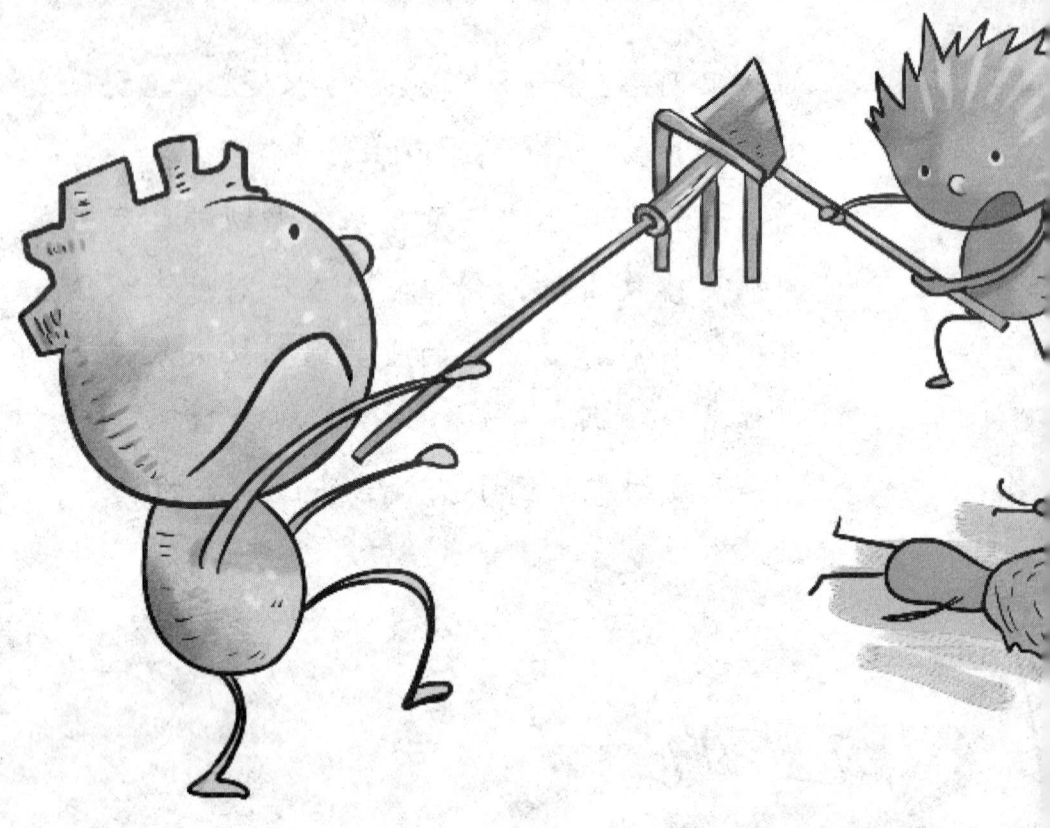

②咽喉守卫者——巨噬细胞

"那刚才说的巨噬细胞是怎么回事?"麦麦罗追问道。

"这个啊,就好比身体发现入侵者时,驻守城门的大将军巨噬细胞就会马上出兵拦截他们,巨噬细胞是咽喉的守卫者。这同时也说明细菌军团开始从人体的大门——咽喉部位进攻了。不过,在巨噬细胞面前,细菌军团不值一提。"免疫细胞军团小头领说道。为了让

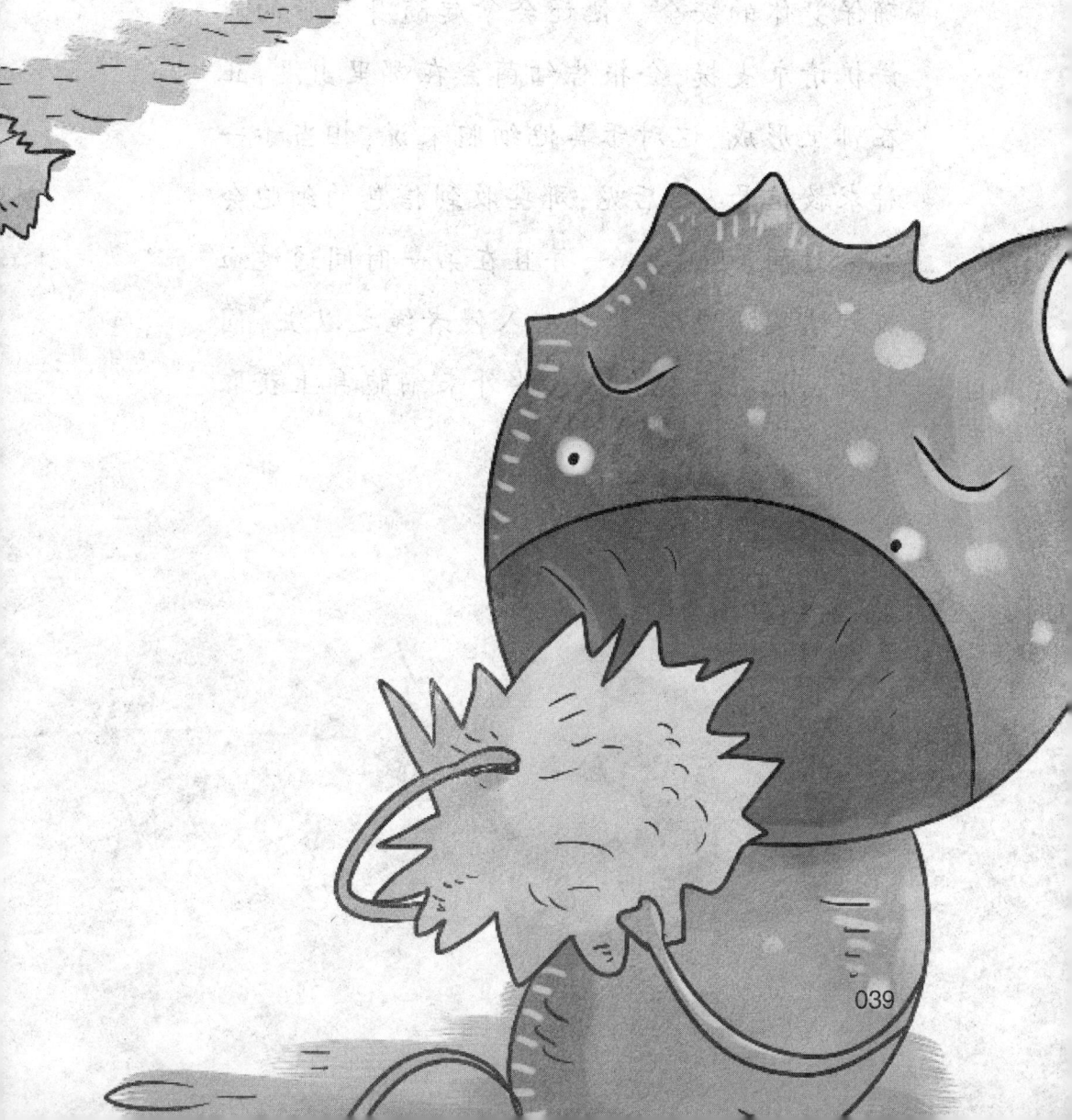

毛小逗和麦麦罗更加明白,他继续解释道:"巨噬细胞是一种白色的血细胞,他反应很敏捷,在发现那些入侵者之后,就会和他们大战三百回合,然后打败那些细菌并把他们吞掉,确保身体的安全。他还会拿起随身携带的对讲机请求支援,会报告细菌会在哪里出没,正在哪里形成,这对于其他细胞来说,相当于一种求救信号。之后呢,那些收到信息的细胞会抓紧时间,迅速集合,并且在第一时间通过血流到达案发现场,将那些入侵者绳之以法。同时呢,巨噬细胞会从那些外来细胞身上获取

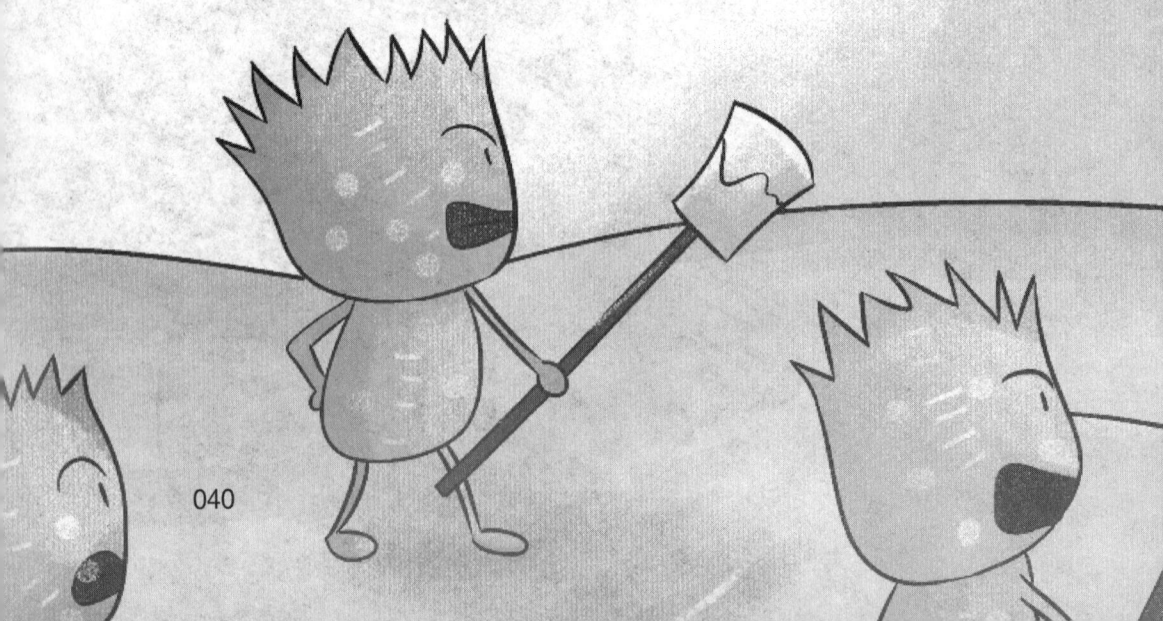

他们的详细信息,这样方便免疫系统认识这个细胞,根据这一信息将其列在身体里的'通缉要犯'的名单上。"

听到"通缉要犯"几个字,毛小逗和麦麦

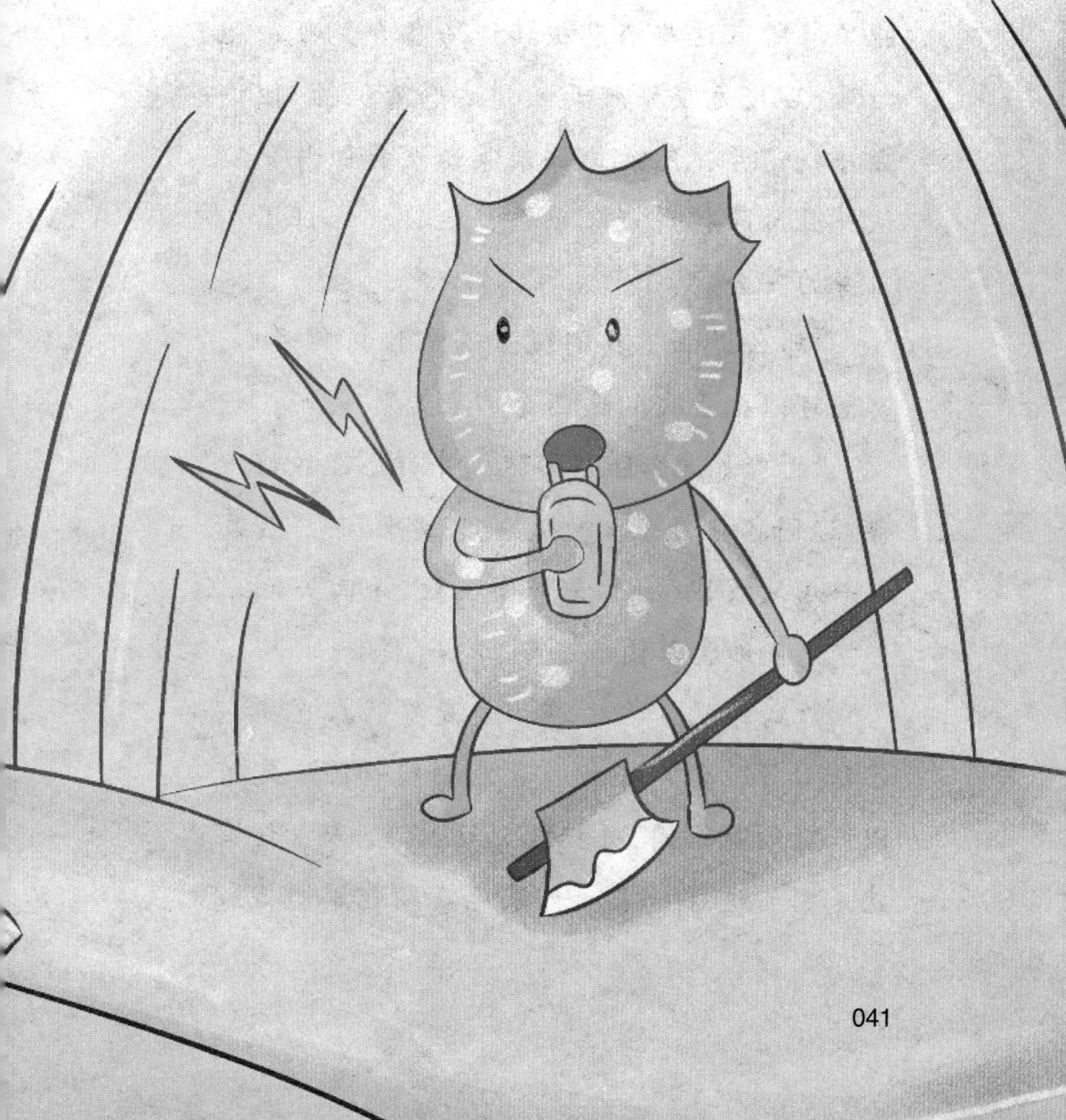

罗不禁张大了嘴巴,几乎是异口同声地说出:"这里面也有通缉要犯啊?"

免疫细胞军团小头领回答道:"是啊。这样别的赶来的细胞,就会知道该攻击哪个细胞了。所有这些消息被传递给各个免疫细胞之后,后援免疫细胞开始到达感染现场,他们会寻找信号,然后通过采集嫌疑犯照片来确认并且清除掉嫌疑犯细菌,这样就保证了人自身的安全。"

"那么说来,我们现在不是胜利在望嘛,瞬间可以把丢失的城门夺回来?"

"的确如此。巨噬细胞战斗群已经做好准备,连同各路赶来的免疫细胞战斗群,将会发起一场反攻战,将细菌军团击败,夺回失地。"

免疫细胞军团小头领回答道。

听到这里,毛小逗和麦麦罗两人也充满了信心,他们两个相信免疫细胞军团一定可以战胜细菌军团,并拯救大巨人克洛奇。还有就是因为这样一来,如果免疫细胞军团战胜

免疫系统：细胞军团大作战

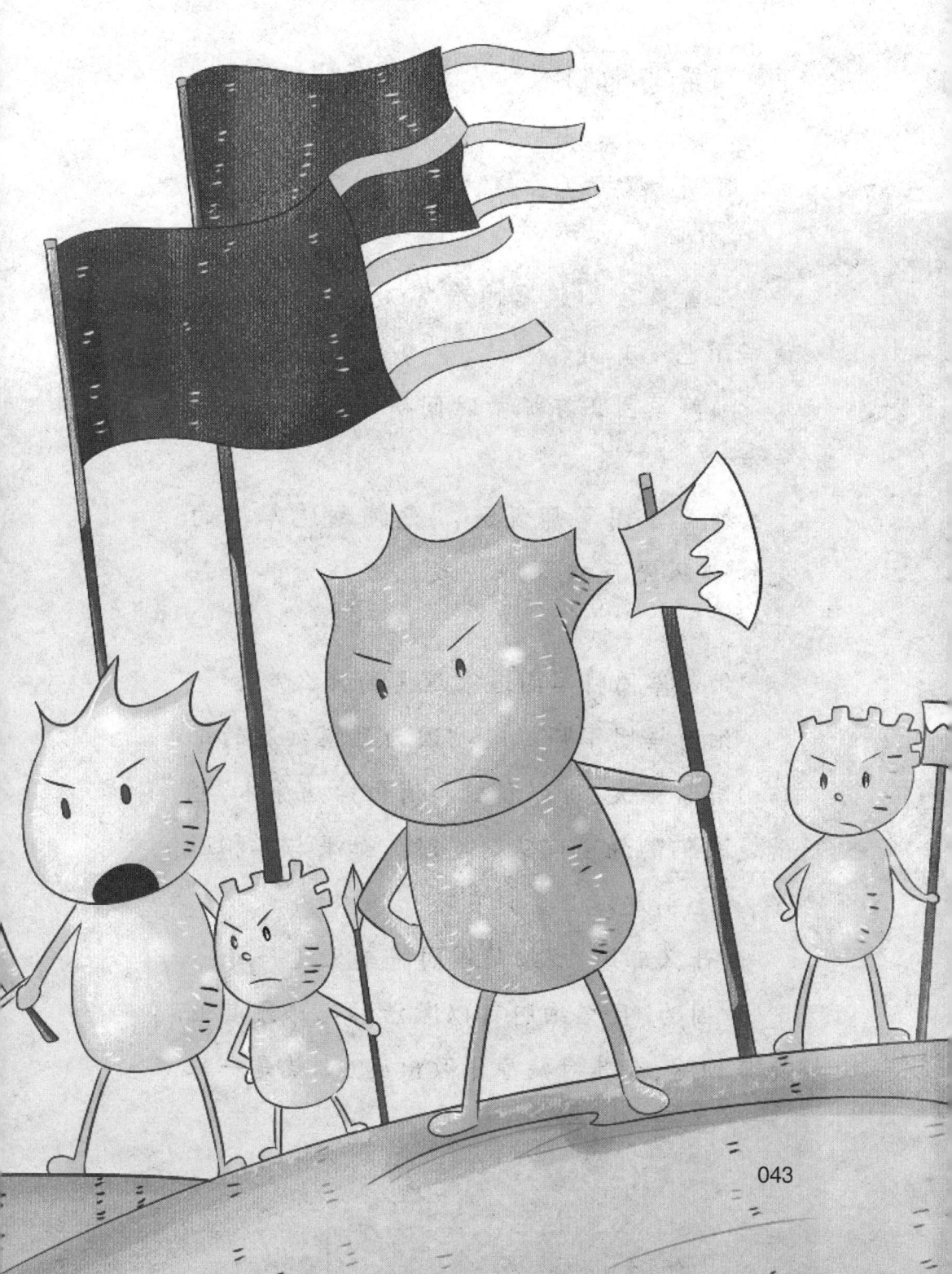

了细菌军团，他们就可以找到安千儿了。

③细菌军团的作战计划

正当免疫细胞军团准备反攻的时候，细菌军团也没有闲着。

细菌军团正在抓紧时间研究如何进攻的方案。

细菌军团军师说道："免疫细胞军团的先锋部队是巨噬细胞，我们应该避其锋芒才对。"

细菌军团将军问道："这是为什么？"

细菌军团军师答道："因为巨噬细胞的杀伤力非常强大，可以吞噬和消化掉病原体，也就是我们的细菌部队。同时，如果与其相遇了，还会引起不必要的麻烦？"

"什么麻烦？"细菌军团将军又发一问。

"因为，巨噬细胞可以激活淋巴球或其他免疫细胞，令其对病原体做出反应。就是一旦被巨噬细胞知道我们的进攻方式，其会立即将信息报告给其他免疫细胞军团知道，这样我们就会寡不敌众，受到众多免疫细胞军团的围攻。"细菌军团军师对细菌军团将军的问题，一一作了详细的解释。

"将军，依照我的意见……"细菌军团军师略微思索了一下说道，"不如我们换个地方进攻。"

"哦，你说这次换什么地方？"细菌军团将军说。

细菌军团军师说："胸腺。"

细菌军团将军点头称是："这是个好主意。就这样执行。"于是便传出命令，集结细菌部队，准备对胸腺免疫系统发起进攻。

被绑在远处的安千儿似乎没有听清楚细菌军团的作战计划，当细菌军团军师走过安千儿身边时，安千儿趁机喊道："军师，你们准备要去干嘛？"

细菌军团军师停下说道："我们说的这是

作战部署机密，不能和你说的。"

安千儿为了套取情报，慌忙说："我没那个意思啊，你们对我看管得这么严，我还能跑了不成。不妨给我说说，也没有什么大不了的嘛。"

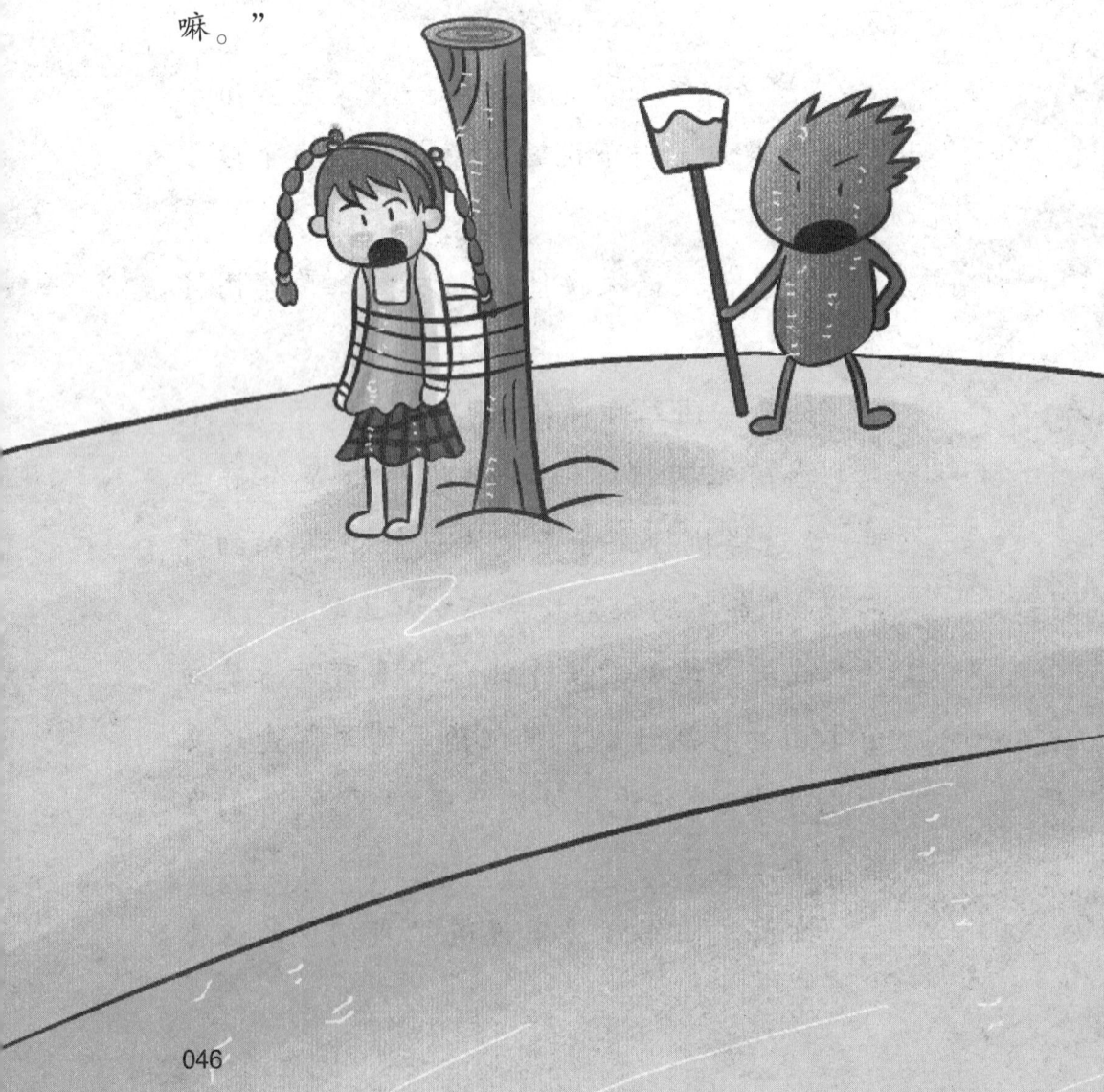

细菌军团军师犹豫了一下,看着被绑着的安千儿也真是跑不了,便说:"谅你也跑不出我们的手掌心,就不妨告诉你吧,我们现在要避开免疫细胞军团的先锋部队巨噬细胞,去进攻他们的胸腺。"

"胸腺是哪里?"安千儿不解地问。

"这个你就不用问那么多了,你就跟着细

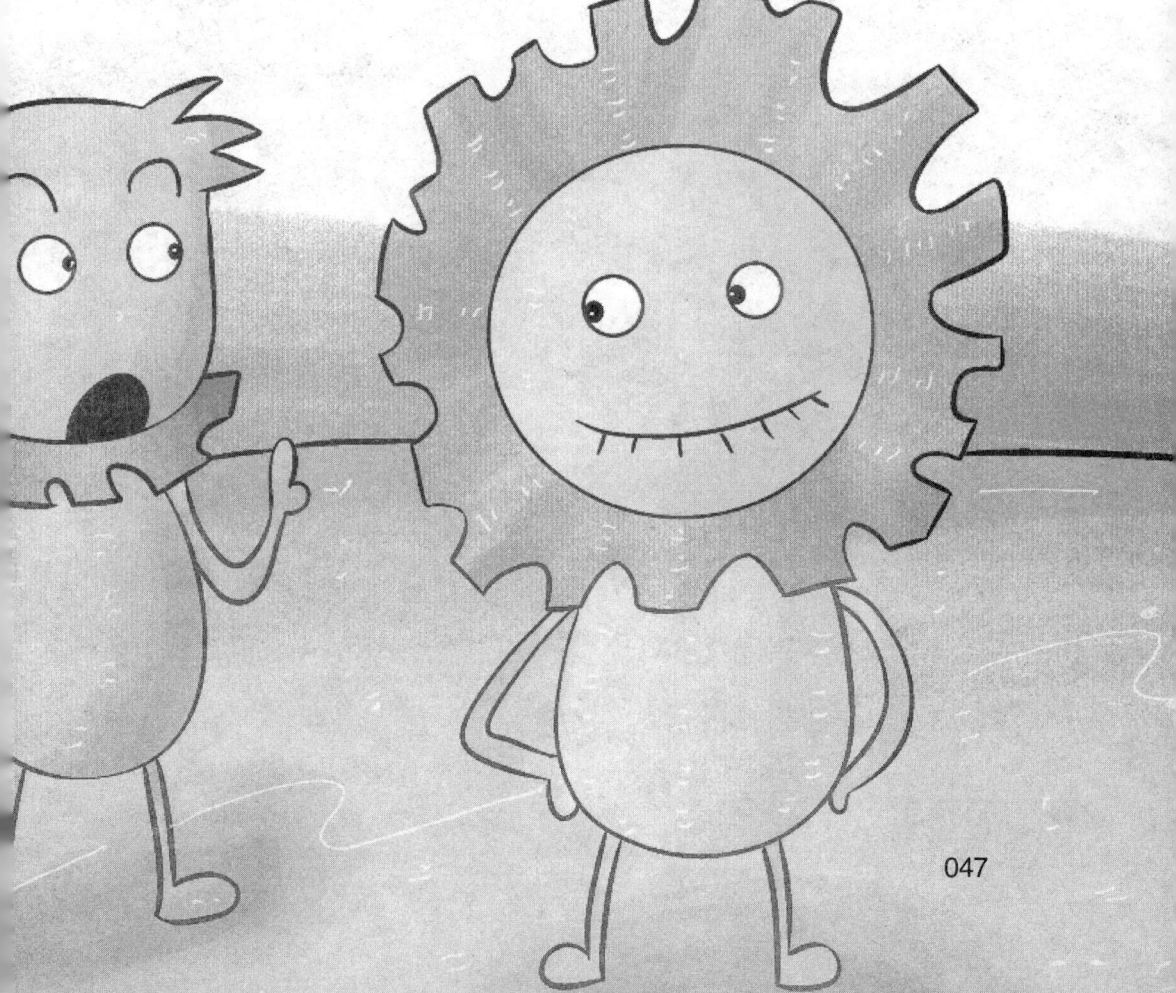

菌军团一起出发吧！"细菌军团军师说道。

  安千儿看再也套取不了更多的信息了，她只得作罢。接下来的问题是，她该如何把这些消息传达给毛小逗和麦麦罗，趁机才能让免疫细胞军团做好准备。

免疫系统：细胞军团大作战

第4章
争城夺地——四大安全卫士

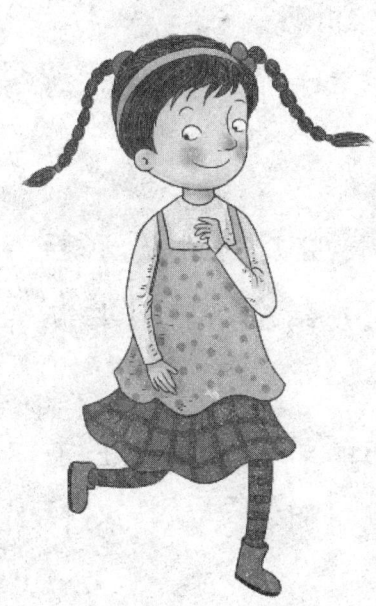

争城夺地——四大安全卫士

①四大安全卫士备战

"你就不怕细菌军团使用别的进攻方法攻击我们?"毛小逗盯着免疫细胞军团小头领说道。

"怕他们干什么?我们的四大安全卫士可不是吃干饭的。"免疫细胞军团小头领信心十足地回答说。

"你说什么,四大安全卫士?"麦麦罗听到后跳了起来,"这里还有四大安全卫士?都是谁啊?"

"怎么还有四大安全卫士之说?"毛小逗也好奇地询问道。

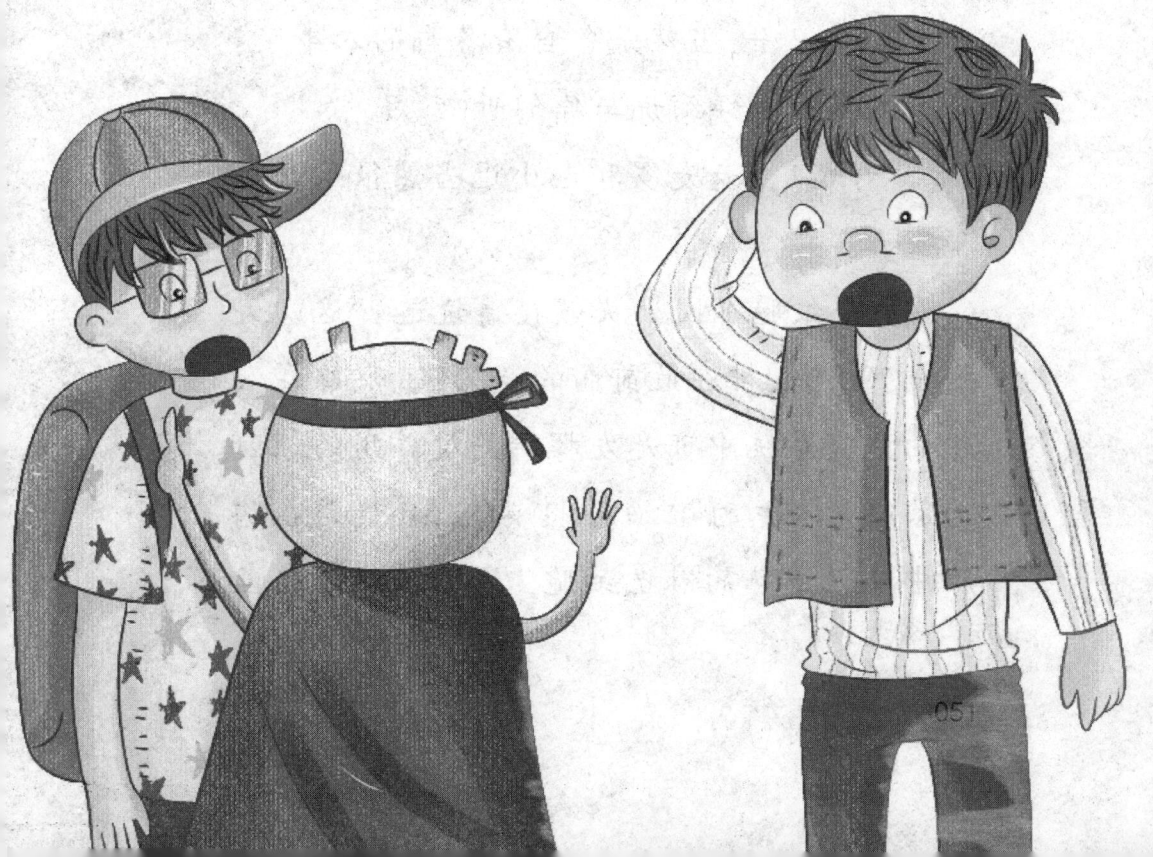

"这个啊。"免疫细胞军团小头领在再三确认这些小家伙们其实都是好人之后，决定给他们解说一下，"依照我们和他们长期作战的经验来看，他们可能要攻击四大安全卫士了。其实这四大安全卫士就是胸腺、骨髓、脾，以及淋巴系统。他们在人体内可都是一等一的大功臣，虽然城门失守，可是巨噬细胞会把这一切都争取回来的，现在我们要防的怕就是四大安全卫士了。如果他们指挥的军队拿下四大安全卫士，那可就危险了。不过所谓的四大安全卫士，当然是各自有各自的本事了，不如我就一一详细说与你们听吧。"

"好啊！"麦麦罗和毛小逗当然很乐意听下去。

免疫细胞军团小头领接着说道："这四大安全卫士啊，排在最前面的是胸腺。胸腺在人体的免疫系统中可是发挥着关键作用的。因为胸腺是人体的 T 细胞(T 淋巴细胞，是在胸腺中分化成熟的淋巴细胞，故称胸腺依赖性淋巴细胞,简称T细胞)成熟的地方。T细胞是救助细胞,是前来为紧急求救加强增援的。一部分T细胞动员其他细胞进入战斗,并且负责把战斗的消息传播出去;一部分T细胞直接摧毁入侵病毒,称他们为天生的杀手细

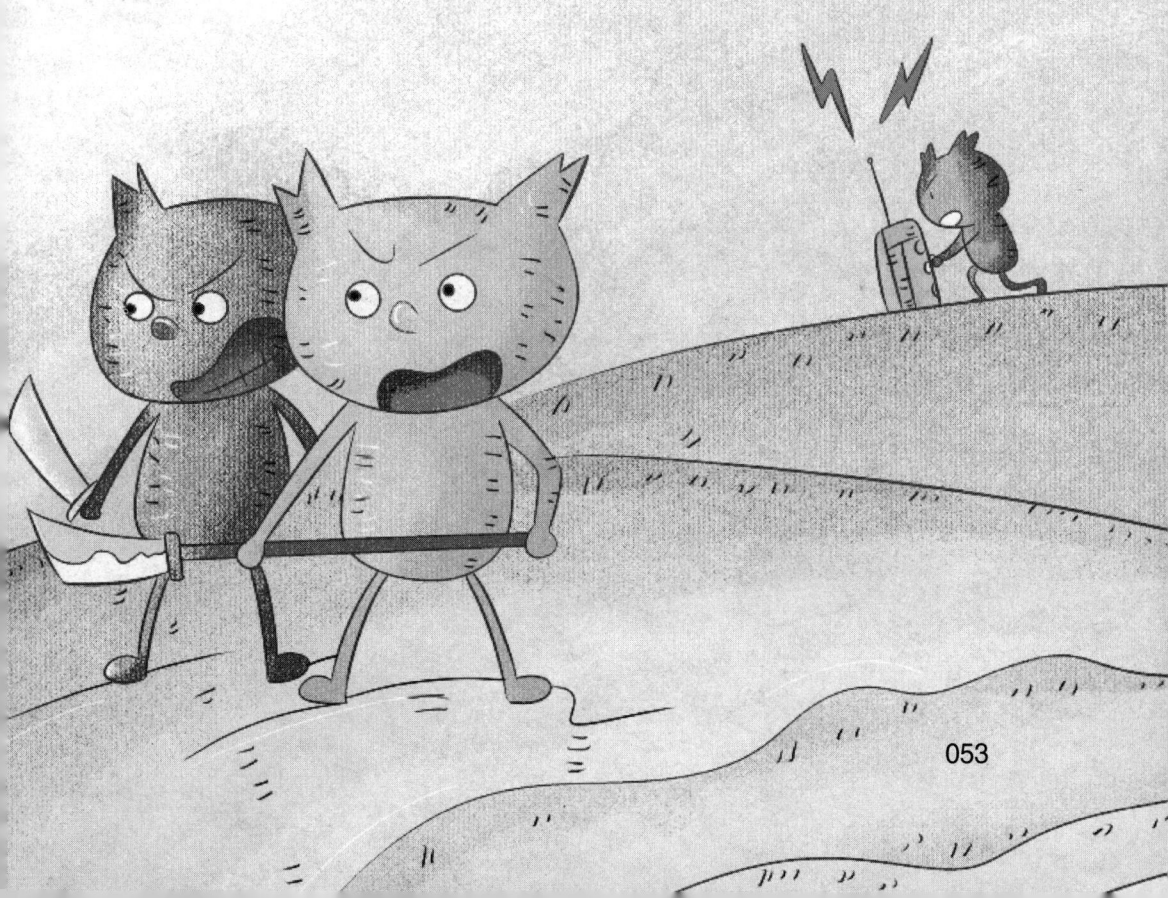

胞那是再恰当不过了。"

"杀手细胞？那么不就是天下无敌了吗？"一直对武侠痴迷的麦麦罗接着说道。

"说是这样说，对付一般的细菌和病毒不在话下。"免疫细胞军团小头领似乎还有什么秘密要告诉毛小逗和麦麦罗，便望了两人一眼说，"胸腺其实是慢慢萎缩的。"

"啊——"

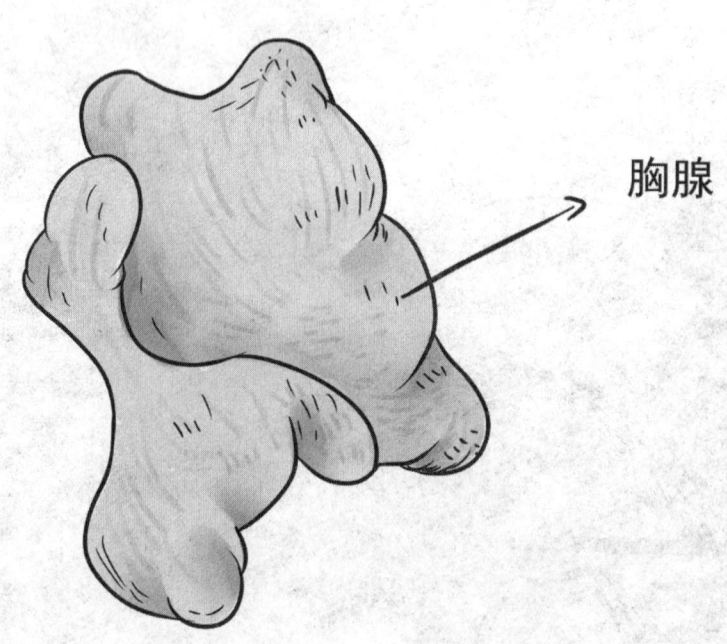

胸腺

毛小逗和麦麦罗瞪大了眼睛。

免疫细胞军团小头领看着两人惊讶的表情缓慢地说:"不要先惊讶嘛!其实,这只是一种正常的人体衰老的轨迹!在你们还是个孩子的时候,胸腺位于心脏的前面,并且很大。当医生们在给儿童做心脏外科手术时,他们必须得艰难地透过胸腺才能找到心脏。这说明这一时期的胸腺非常大,已经遮掩了心脏。

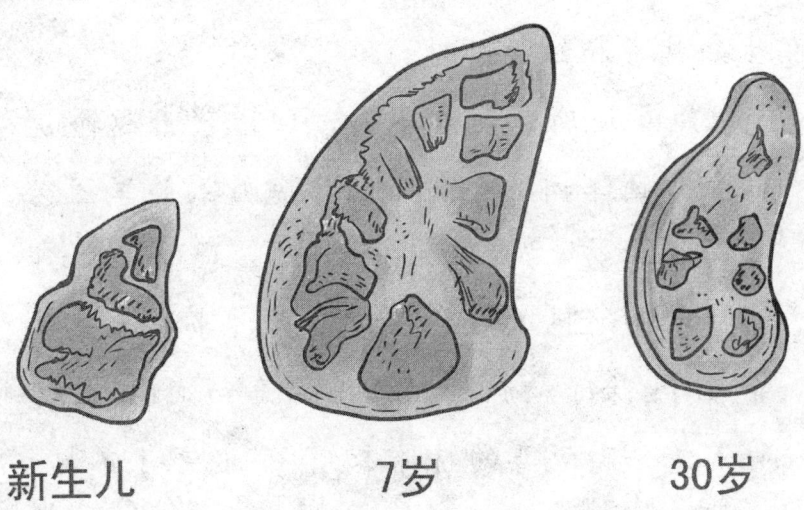

新生儿　　　　7岁　　　　　30岁

不过随着年龄的增长，胸腺缩小的程度很快。到了80岁左右的时候，它就几乎看不见了。"

毛小逗问道："这是什么原因导致的？"

免疫细胞军团小头领想了想说道："推测起来，这种萎缩是因为，当你是一个孩子时需要更强大的免疫系统，你那个时候还没接触到很多使你致病的病毒和细菌。随着年龄的增长，你接触的这些病菌多了，抵抗力也就强了。也有人认为，小些的胸腺也意味着更容易得一些与免疫有关的疾病，这种疾病是由陌生的病毒和细菌引起的。"

毛小逗听完有点不安，问道："照这个说法，细菌军团要想拿下人体免疫细胞军团岂不是很容易？"

免疫细胞军团小头领答道："事实上是这个样子，除了胸腺可以杀死病毒和细菌，骨髓也有着杀菌灭毒的特殊本领。骨髓很了不起，他堪称人体的造血工厂，遍布于人体骨骼的多个部位，在成人的体内，骨髓分为红骨髓和黄骨髓。红骨髓呢，能制造红细胞、血小板和各种白细胞。血小板的作用是止血，白细胞呢，能杀灭与抑制各种病原体，这些病原体包括细菌、病毒，等等。所以说，骨髓既是造血工厂，也是重要的免疫器官，可以抵挡外来细菌和病毒的入侵呢！"

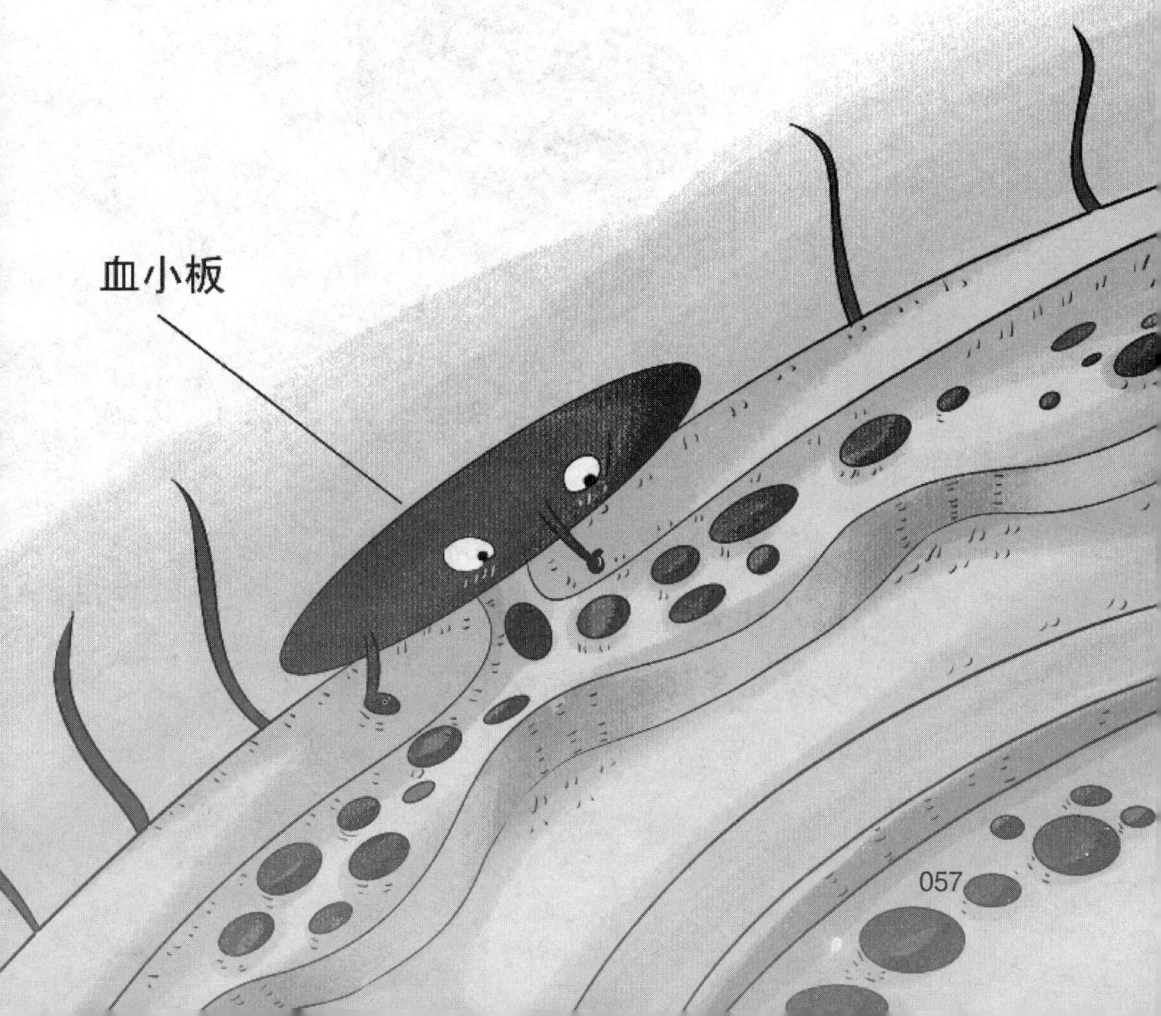

血小板

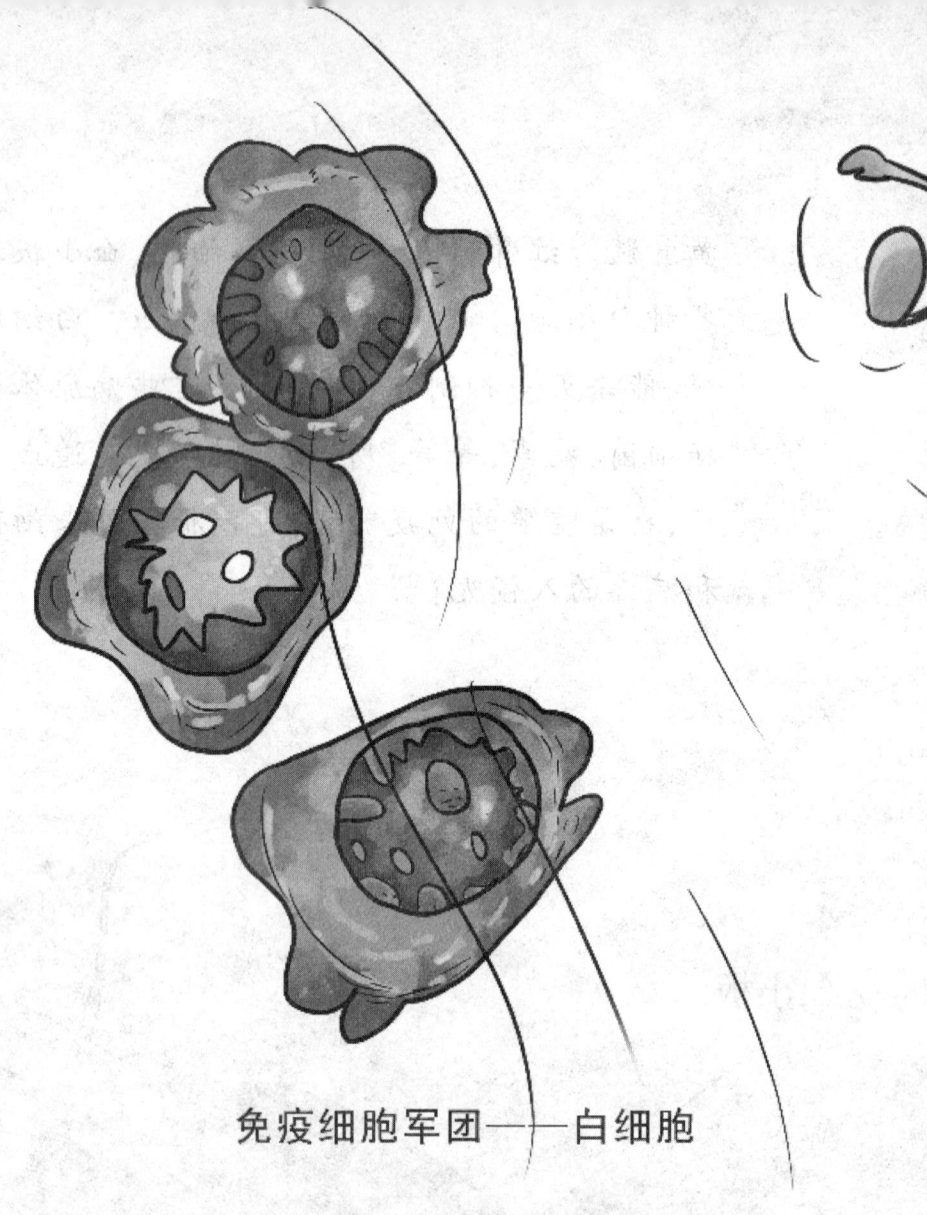

免疫细胞军团——白细胞

说到这里,麦麦罗问道:"那个黄骨髓呢,他的作用是什么?"

免疫细胞军团小头领解释道:"当人体贫血时,黄骨髓可以转化为红骨髓,作为替补队

免疫系统：细胞军团大作战

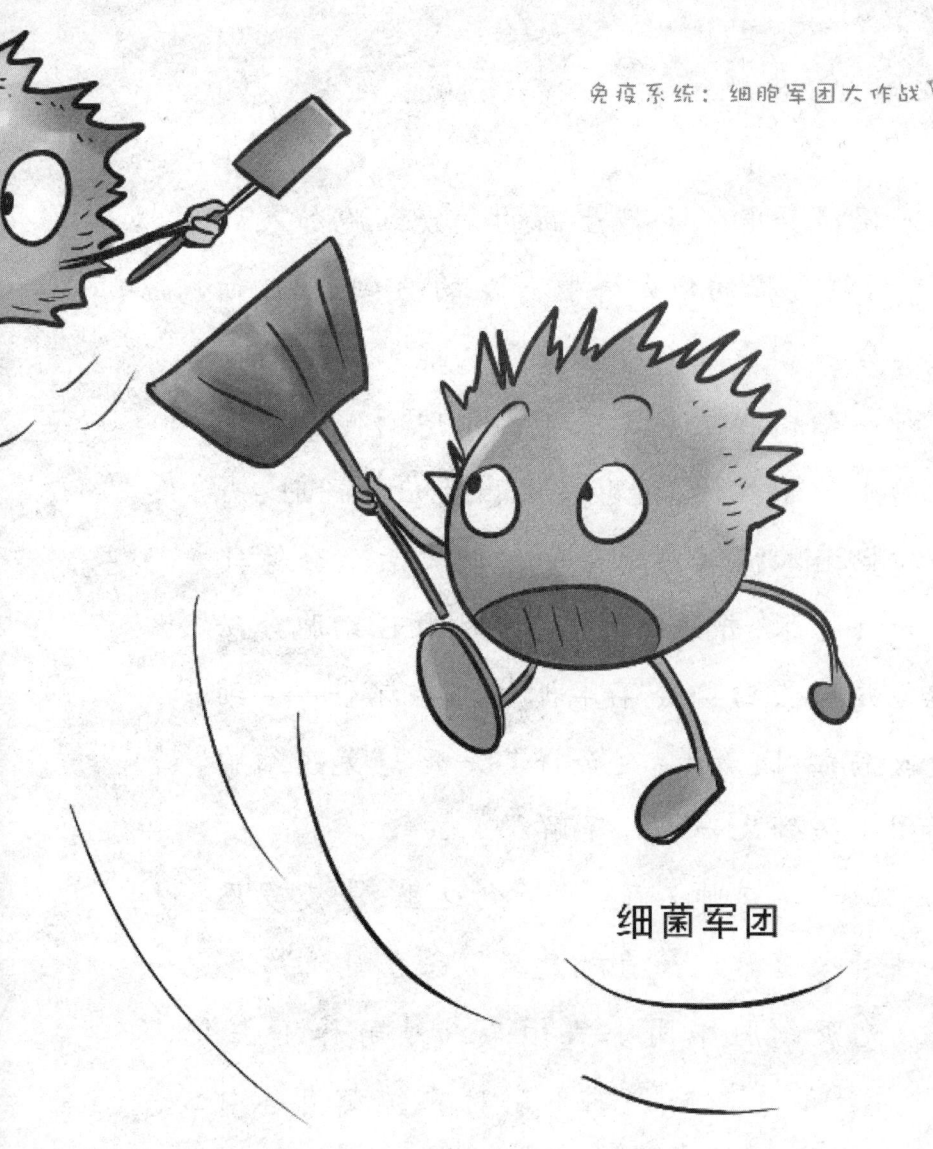

细菌军团

员的身份出现，所以他也非常重要啊。"

"哦，明白了。"麦麦罗点头说道，"那个骨髓的免疫功能又是怎么实现的呢？"

"这个啊，是这样的，当身体受到细菌、病

毒入侵时，骨髓会产生新的免疫细胞加入战斗。值得一提的便是骨髓产生的B细胞(B细胞能合成和分泌免疫球蛋白)，能够通过产生一种从细菌和被病毒感染的细胞的侧面挤进去的小分子抗体，对感染做出反应。同时，当B细胞进入被病毒感染的细胞之后，会像气球一样膨胀，并最终爆炸。这时由B细胞分泌的免疫球蛋白，会牢牢抓住那些坏蛋——细菌或病毒，随着爆炸，而将其杀死。"免疫细胞军团小头领又一一作了解释。

"哇，实在帅呆了。"听到这里，麦麦罗忍不住赞叹道，"这简直就是顶级杀手嘛。"

免疫细胞军团小头领又继续解释下去："除了胸腺、骨髓、脾脏和淋巴系统都有各自的本领外，脾脏还是身体里具有一个类似会议室的器官，免疫细胞常常在那里开会交流，相当于一个信息交换总部。"

毛小逗和麦麦罗同时发问道："那么，他们如何交换信息呢？"

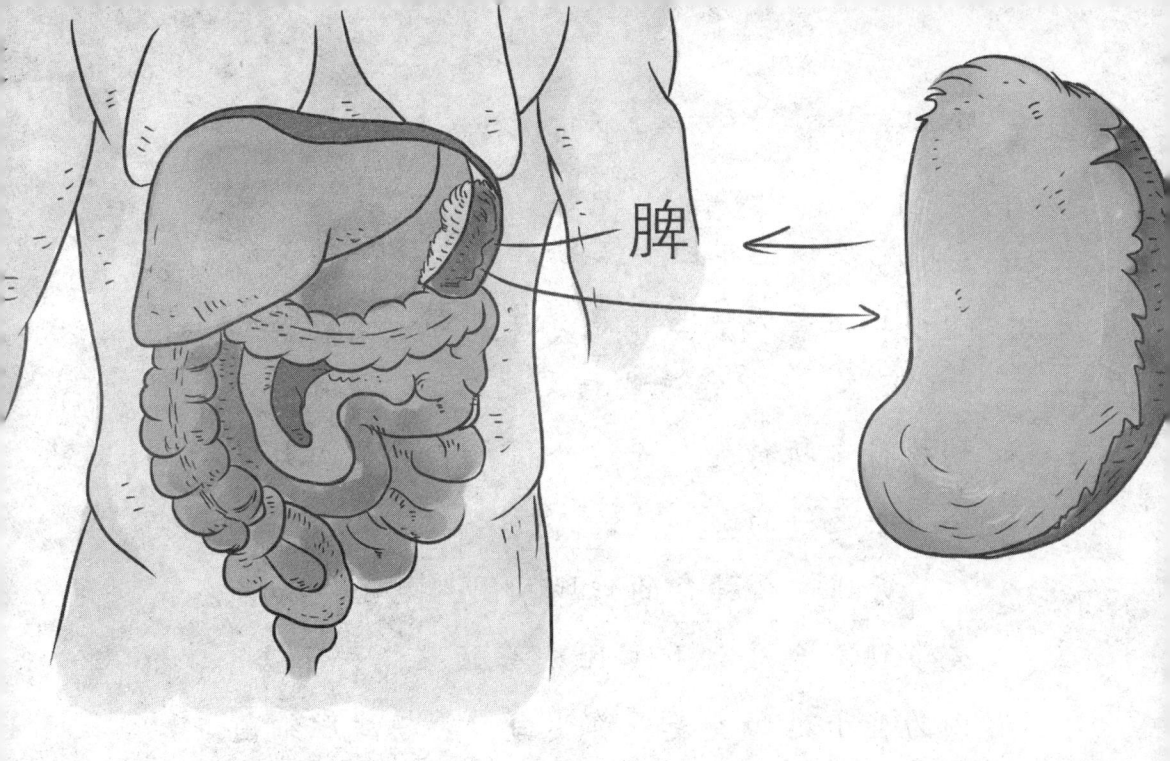

"嗯,这个问题问得好。"免疫细胞军团小头领说道,"你们知道吧,脾脏被称为人体血库,他的功能就是储存或输送血液。这些来来回回的血液聚集到脾脏时呢,就会提供自己的情报,哪里有细胞被感染,哪里有细胞被病毒、细菌入侵等,当身体收到这些信息之后,他们会向外派出免疫细胞军团,杀死这些病毒和细菌。"

毛小逗和麦麦罗听完不禁惊呼:"如此神奇啊!"

免疫细胞军团小头领自豪地说:"神奇的还不止这些呢。当信息交换总部——脾脏采集、汇总、处理完这些信息之后,还要由特定的执行者执行呢。而这个执行者就是四大安全卫士之一的淋巴系统。"

听到这么神奇的作战军团,毛小逗和麦麦罗便要免疫细胞军团小头领继续讲下去。因为毛小逗和麦麦罗都明白,要想战胜细菌军团,首先应"知己知彼"嘛。

免疫细胞军团小头领似乎受到了鼓舞,演讲欲望顿起:"说起淋巴系统,还要从头开始。淋巴系统就像遍布全身的血液循环系统一样,也是一个网状的液体系统。该系统由淋巴管道、淋巴器官、淋巴液组成。而淋巴系统最大的淋巴器官就是信息交换总部——脾脏。因此,当淋巴系统获知信息之后,就要具体执行任务了。淋巴系统就像一辆巡逻车,把所有的废物或者是坏蛋从感染的地方拉走,其实就是从人体内清除出去。比如你的指甲

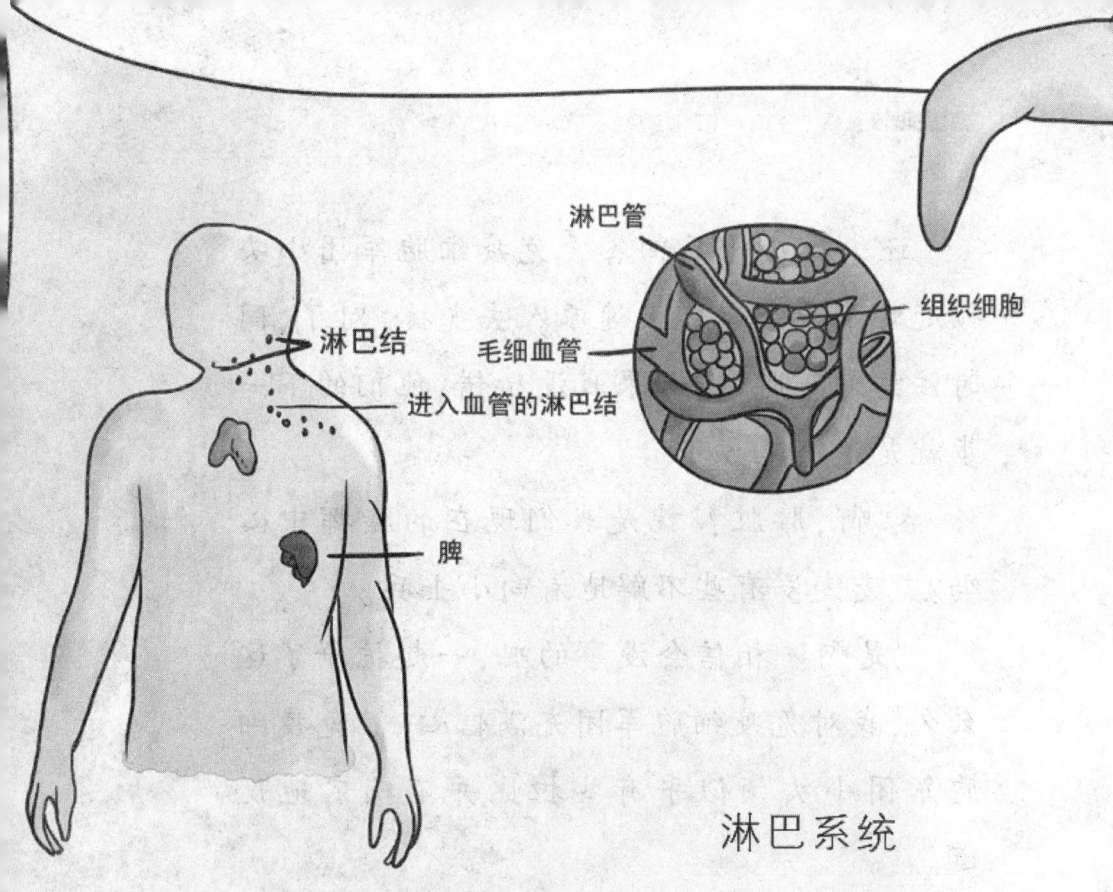

淋巴系统

受到了感染,淋巴系统接受到信息,就会判断感染在哪里,并出去和他们搏斗。"

正在这时,免疫细胞军团的一个小士兵进来报告说:"敌人已经开始进攻胸腺以及骨髓所在地区了。"

毛小逗迫不及待地问道:"啊,现在怎么样?"

还未等小士兵回答,免疫细胞军团小头领赶紧下命令道:"火速派人去支援。对了,同时注意看守脾脏,如果我没猜错,他们的下一步就是这个地方了。"

"啊,脾脏?就是我们现在的指挥中心吗?"麦麦罗有些不解地看向小士兵。

"是啊。相信会没事的吧,一起抗争了这么久,我对免疫细胞军团充满信心。"免疫细胞军团小头领似乎有些担忧并不确定地说道。

② 细菌军团的密集进攻

另一面,细菌军团军师正在给细菌军团将军分析作战攻略:"我们这次想先试试从四大安全卫士进攻,不过可有点难度。"

细菌军团将军问道:"有什么难度啊?"

细菌军团军师思考片刻答道:"因为我们派出去的军团如果攻不下胸腺,那么接下来的骨髓、脾脏、淋巴系统,就更难攻打下来了。"

细菌军团将军有点不解:"这是为什么?"

细菌军团军师说道:"骨髓也是人体重要的免疫器官,他最大的功能就是一个'造兵工厂',他会源源不断地生产新的免疫细胞战斗群。这些新的免疫细胞战斗群会乘机钻进我们占领的细胞阵地,在白细胞提供的信息之

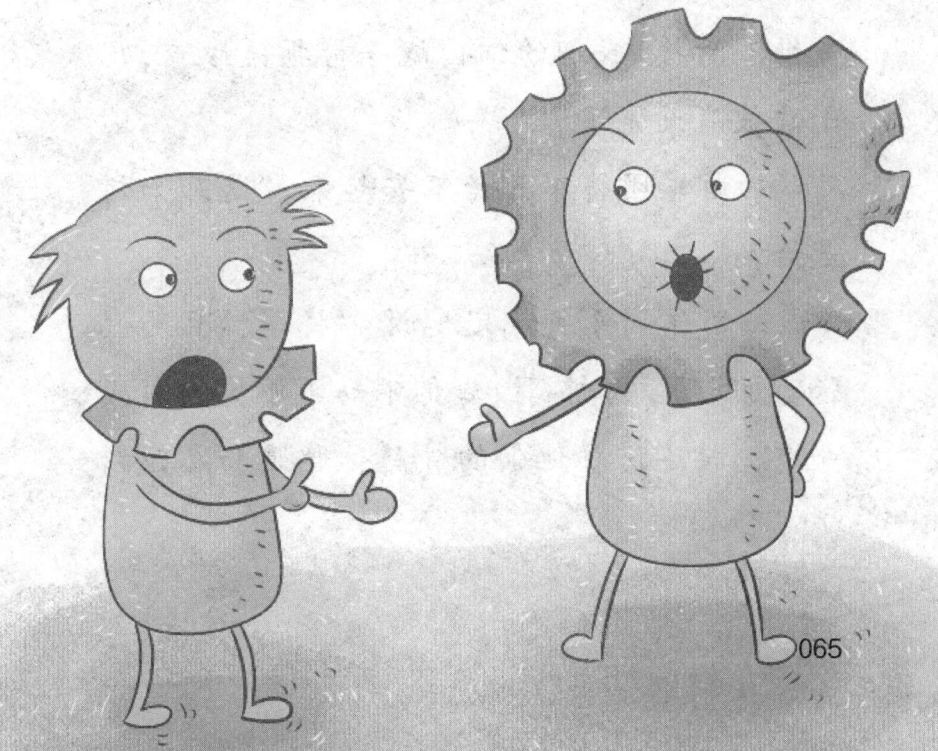

下,一种类似敢死队的免疫球蛋白的蛋白质,会死死抓紧我们细菌部队,直至将我们的细菌部队杀死。"

细菌军团将军有点不安:"那么我们应该如何应对?"

细菌军团军师胸有成竹地说道:"暂且看我们派出的攻占胸腺的细菌军团能否取得胜利,稍后再做其他安排。"

细菌军团军师正在说这话的时候,一个细菌小士兵突然慌慌张张地跑进来报告:"将军,我们攻打胸腺时,这个区域突然增加了很多很多后援,我们的细菌战斗群损失惨重,几乎快被消灭完了。"

细菌军团将军开始不安起来:"这可如何是好?"

细菌军团军师淡定地说:"将军,且莫慌张。胜败乃兵家常事。我们不妨再派出细菌战斗群,接连进攻他们的骨髓、脾脏和淋巴系统。"

细菌军团将军听完此言,下令组成三个细菌战斗群向骨髓、脾脏和淋巴系统三大免疫系统阵地发起攻击。

这时,待在细菌军团指挥室的安千儿有点坐立不安,她担心毛小逗和麦麦罗,也担心大巨人的免疫细胞战斗群是否可以打败这次细菌军团的猛烈攻击,如果他们真的被打败了,大巨人克洛奇不是就性命不保了吗?这可

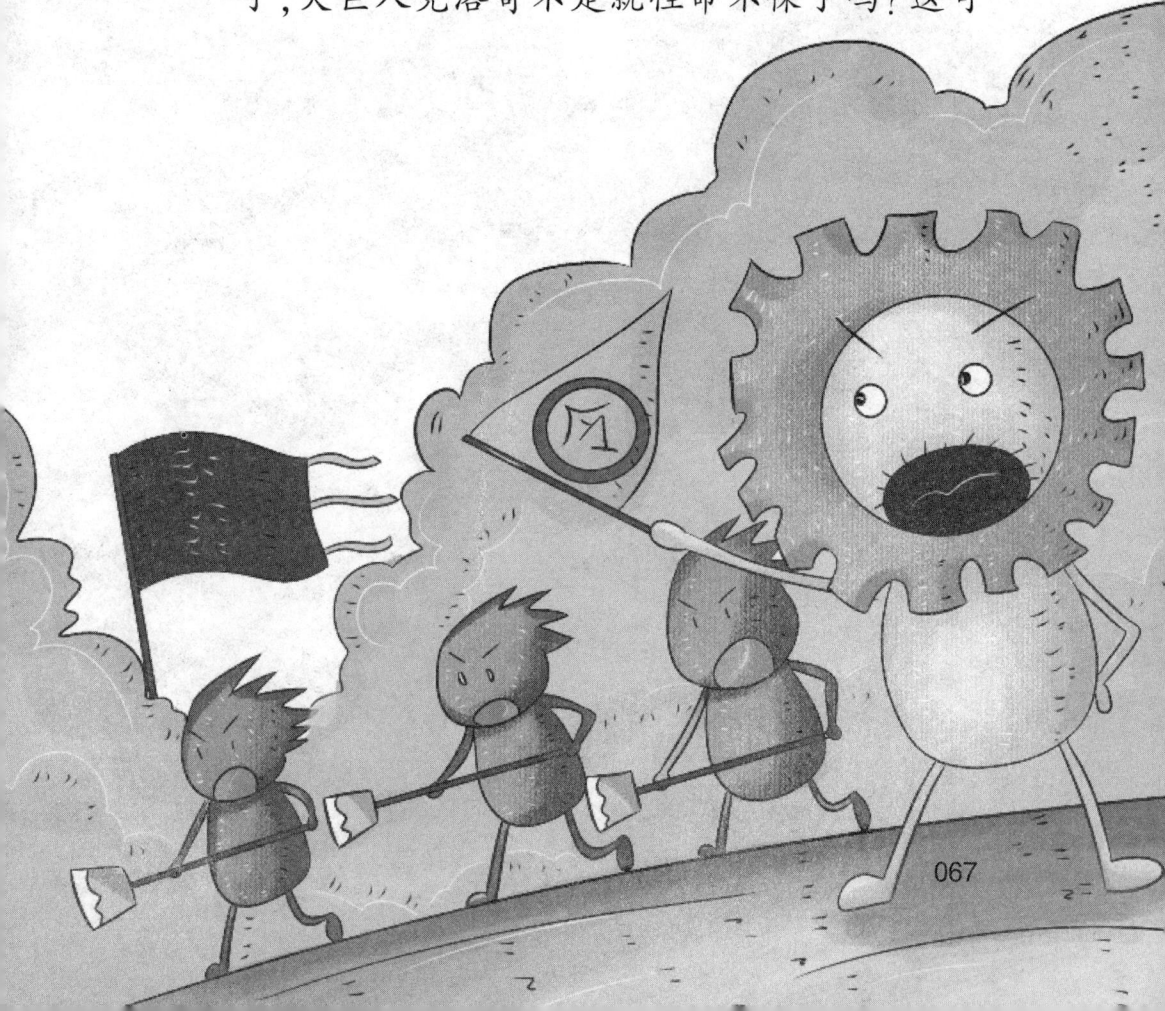

如何是好呢？

安千儿越想越担心后怕，可是又没有办法把自己知道的这些信息传递给毛小逗他们。

在安千儿左思右想的时候，细菌军团的士兵正在集结、出发，一队一队的细菌军队不停地被派向了前线。

第5章

精锐部队——有毒细菌

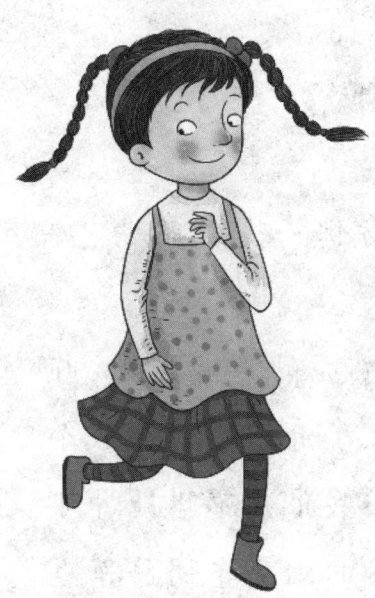

精锐部队——有毒细菌

① 细菌军团的精锐部队

军营外嘈杂的声音仿佛一支催眠曲,安千儿渐渐地睡着了。

"报——"忽然一个响亮的声音传来,吓得安千儿激灵一下并坐直了身子。只见一个满头大汗的细菌军团小士兵狼狈不堪地冲了进来。刚才似乎正在喝水的细菌军团将军也被这一声吓得不轻，一口水全喷了出去，看得安千儿暗暗想笑，又不敢笑出声来。

将军有些恼火，略带怒气地对着小士兵问道："什么事？如此慌张成何体统！"小士兵扶正头上倾斜的头盔，用力咽了下口水对将军说："启禀将军，进攻任务再次失败了。"

"嘭——"将军一巴掌拍在桌子上，震得桌上的水杯、钢笔等纷纷掉落在地上。

安千儿听到这里，心中不免窃喜：这下可好了，免疫细胞军团要胜利了！等细菌军团战败之后，大巨人克洛奇也安全了，而自己也可以与毛小逗和麦麦罗汇合了。看到细菌军团将军如此苦恼的样子，安千儿沉浸在喜悦之中。

一直以来，在细菌军团将军的心中都有着一个"宏大"的目标——击垮大巨人身体里那些能征善战的免疫细胞军团，建立自己的千秋伟业。可是他却总是遭遇战败的不幸。想到这些，将军脸上的阴霾又深了一层。

细菌军团的军师慢慢地踱着步子,轻声安慰将军道:"将军且莫失掉信心。虽然我们暂时吃了败仗,可是我们仍有取得最终胜利的希望啊!"将军闻言立刻抬起头,紧盯着军师的眼睛问他:"军师有何妙计,能让我们取

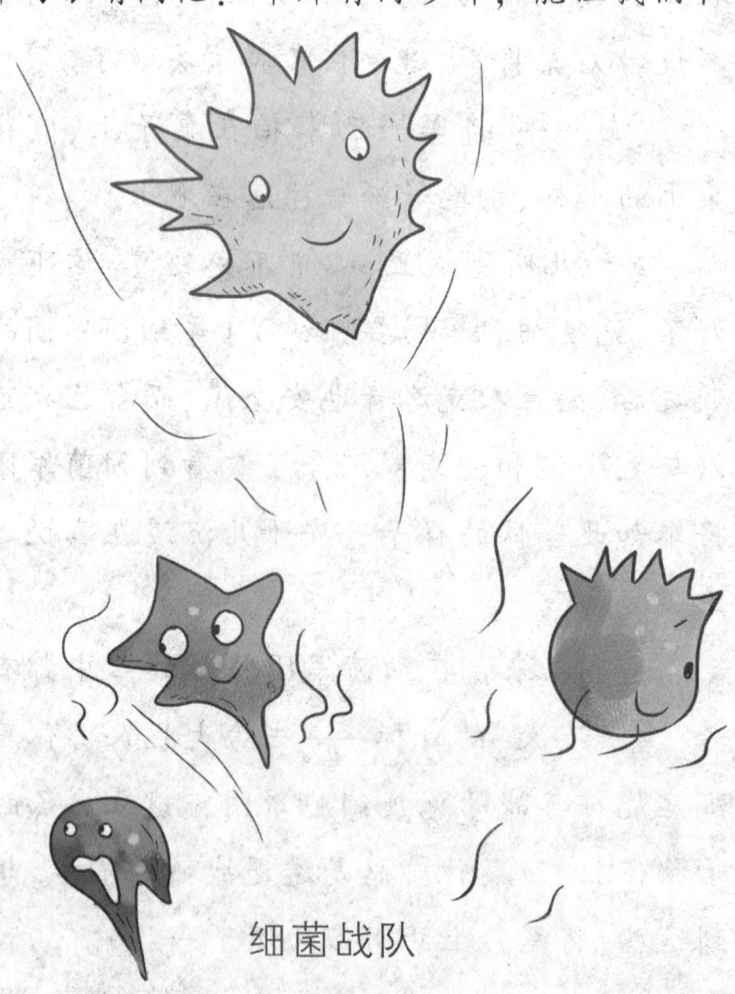

细菌战队

得最终胜利？"

细菌军团军师微笑着说道："将军，截止目前我们派上去作战的只是一般部队，而我们的精锐部队还没有上阵呢！下一步我们就可以调遣精锐部队增援前线，相信免疫军团再厉害也是难以抵挡的。"听到此话，将军的眉头骤然舒展，轻轻地呵出一口气，神情放松了下来。转瞬间，将军又大笑出声："军师啊军师，你果然神机妙算啊，你是想用一般部队将免疫军团的主力集中吸引过来，再派出精锐部队是吗？哈哈……此战必定万无一失！"安千儿听此，心中一惊：精锐部队？难道细菌军团还有更厉害的部队吗？他们的手段高明吗？那免疫军团能战胜他们吗？大巨人克洛奇会怎么样呢？一连串的问题让安千儿心中忐忑起来，她决定探听一下这支所谓的精锐部队的虚实。

细菌军团将军听完军师汇报下一步作战计划，便马上下令军师执行。

待军师走出帐篷,安千儿就走到得意洋洋、好似胜券在握的将军身边,摆出一副讨好的笑脸说道:"将军啊,原来你们这儿还有这样一支厉害的精锐部队呢?那这一战你们不是要旗开得胜了?"看着将军的脸乐开了花,安千儿话锋一转,使出了激将法,"可是我听说免疫细胞军团也非常厉害啊,精锐部队到底有多大本领,能让您如此自信?"将军听到这里,果然淡定不下来了,气哼哼地对安千儿说:"那是你不了解精锐部队,所以才这么说,等你了解他们你就知道厉害了。"见将军上当了,安千儿赶紧趁热打铁说道:"那您就给我讲一讲呗,让我也知道知道。"

"你了解细菌吗?"将军先卖了个关子,看着安千儿一脸迷茫,才喝了口水得意地继续往下讲,"其实啊,我们细菌也是有好有坏的。在你们人类生活中也是一刻都离不开我们的。比如,有些细菌可以帮人类消化食物;有些细菌可以生产啤酒、酸奶等发酵食物;有些细菌可以发电;有些细菌可以生产药物……噢,对了,如果没有我们细菌来分解垃圾,地球早已经没有你们人类的立足之处了。"将军的话让安千儿有一些迷糊了,原本在她的心中,细菌就是无恶不作的坏蛋,没想到在细菌的世界中,还有为人类做出如此贡献的种族。

将军挑了挑眉毛接着说:"当然,除此之外,还有像我的精锐部队这样英勇之士!你知道他们的战斗力强大在何处吗?他们是可以释放毒素的!"

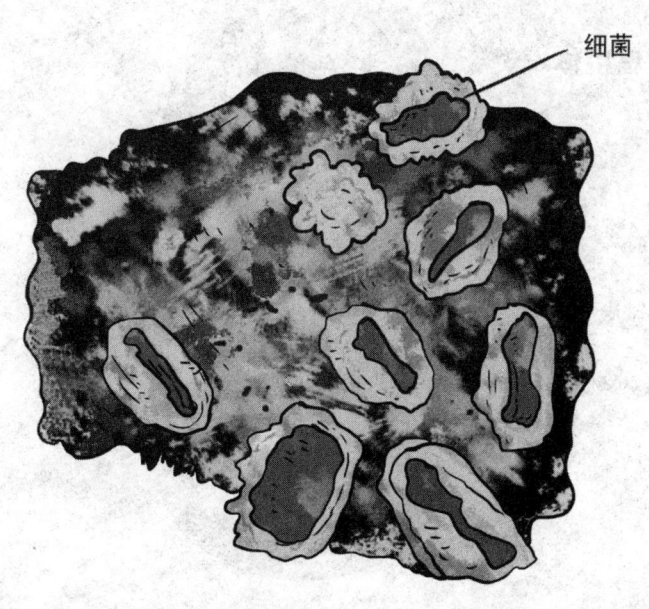

细菌

安千儿听到这几乎要站起来:"毒素?你们要发动毒气战吗?"

将军摆摆手示意她稍安勿躁,清清喉咙往下讲:"虽然是毒素,但却不是毒气,你不要用人类的眼光来看待我们嘛!在入侵正常细胞时,我们的一部分战士就会产生外毒素,一旦外毒素入侵成功,人体就会产生伤风、白喉、发炎等症状;还有另外一部分战士更加勇猛,在他们牺牲之后,也会有毒素从身体里分

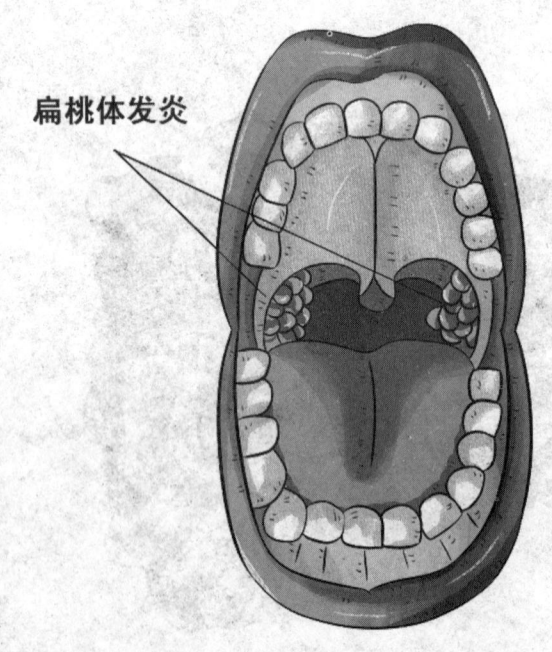

扁桃体发炎

解出来,这种叫作内毒素,内毒素发挥作用之后,人体便会出现发热、休克等症状。"说到这里,将军阴森森地笑起来,"而且,我们细菌是可以无限复制自己的,我倒是要看看,有多少免疫细胞士兵能与我们持续厮杀下去。"

安千儿听到这里,不禁心中一颤,她在为大巨人克洛奇担心。

②细菌军团的再一次进攻

在接连击退细菌军团进攻的时候,不幸的消息传来:细菌军团派来的细菌战队再一次开始攻击大巨人的咽喉要道了。

当免疫细胞军团的小士兵把"大巨人开始喉咙疼了"的消息报告了之后,免疫细胞军团小头领已经开始愁眉不展了。他在想办法派兵去救援。

"进攻咽喉要道的原因是什么呢?这个要分析清楚,才能击败细菌战队。"毛小逗说道。

"对，我们应该查清细菌军团的动机。"麦麦罗附和道。

"据我所知，导致大巨人喉咙疼的原因就是一种比较坏的细菌，是细菌军团进攻的迹象。"免疫细胞军团小头领说道。

免疫细胞军团小头领刚说完，又有小士兵来报说大巨人的喉咙开始肿胀。

麦麦罗问道："这是什么原因？"

免疫细胞军团小头领答道："这是由于细菌军团与我们派出的士兵在那里集结作战了。"

免疫细胞军团小头领说到这里，看着毛小逗和麦麦罗问道："你们知道扁桃体吗？"

"知道！"

"我们叫扁桃体发炎。"

毛小逗和麦麦罗给出了答案。

"是的。"免疫细胞军团小头领说，"扁桃体是一对扁卵圆形的淋巴器官，位于扁桃体窝内。因为扁桃体可产生淋巴细胞和抗体，所以具有抗细菌、抗病毒的防御功能。咽喉部位是饮食和呼吸气的必经之路，经常接触较易隐藏的病菌和异物。咽部丰富的淋巴组织和扁桃体执行着机体这一特殊区域的防御、保护任务。不过此处也易遭受溶血性链球菌、葡萄球菌和肺炎球菌等病菌的侵袭而发炎。至于大巨人的咽喉肿胀，就是淋巴结肿大，这说明有更多我们的士兵部队在那里聚集，正与细菌军团作战。"

"有好的应对之策吗？"毛小逗问道。

"当然有，我们的巨噬细胞会和别的细胞军团一起杀死细菌。巨噬细胞是吞噬细胞的一个兵种，吞噬细胞的吞噬，就是吞吃、吞咽的意思。吞噬细胞主要包括单核吞噬细胞和中性粒细胞两大类。单核吞噬细胞又包括血液中的单核细胞和组织器官中的巨噬细胞。至于说到吞噬细胞的功能……"免疫细胞军团小头领说到这里卖了个关子，"你们知道吞噬细胞是怎么工作的吗？"

毛小逗和麦麦罗摇摇头。

免疫细胞军团小头领接着说道:"当病原体穿透皮肤或黏膜到达体内组织后,吞噬细胞首先从毛细血管中跑出来,聚集到病原体所在部位,就相当于现在细菌军团进攻的扁桃体部位。在大多数情况下,这些病原体会被吞吃、消灭掉。"

毛小逗问道:"假如还有一些病原体没有被杀死,那要怎么办?"

免疫细胞军团小头领答道:"这不要紧,我们免疫军团有防护网络嘛!如果坏蛋过了第一道关卡死不了,那么第二道关卡的免疫军团就会出击。当病原体经过淋巴管到达附近的淋巴结处,淋巴结内的吞噬细胞就会进一步把他们消灭。一般情况下,只有毒力强、数量多的病原体才有可能不被完全阻挡而侵入血液及其他脏器。如果这样,病原体也活着的话,那么后面还有第三道关卡,守卫在血液、肝脏、脾脏或骨髓等处的吞噬细胞,会再

免疫系统：细胞军团大作战

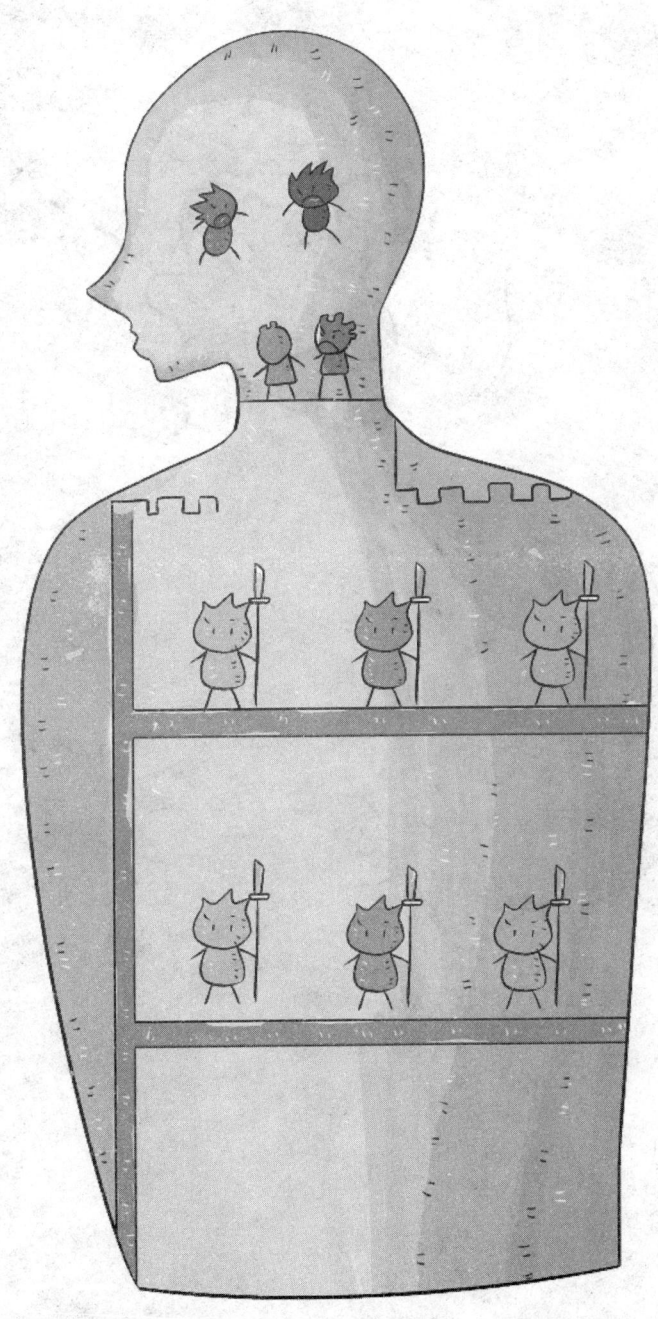

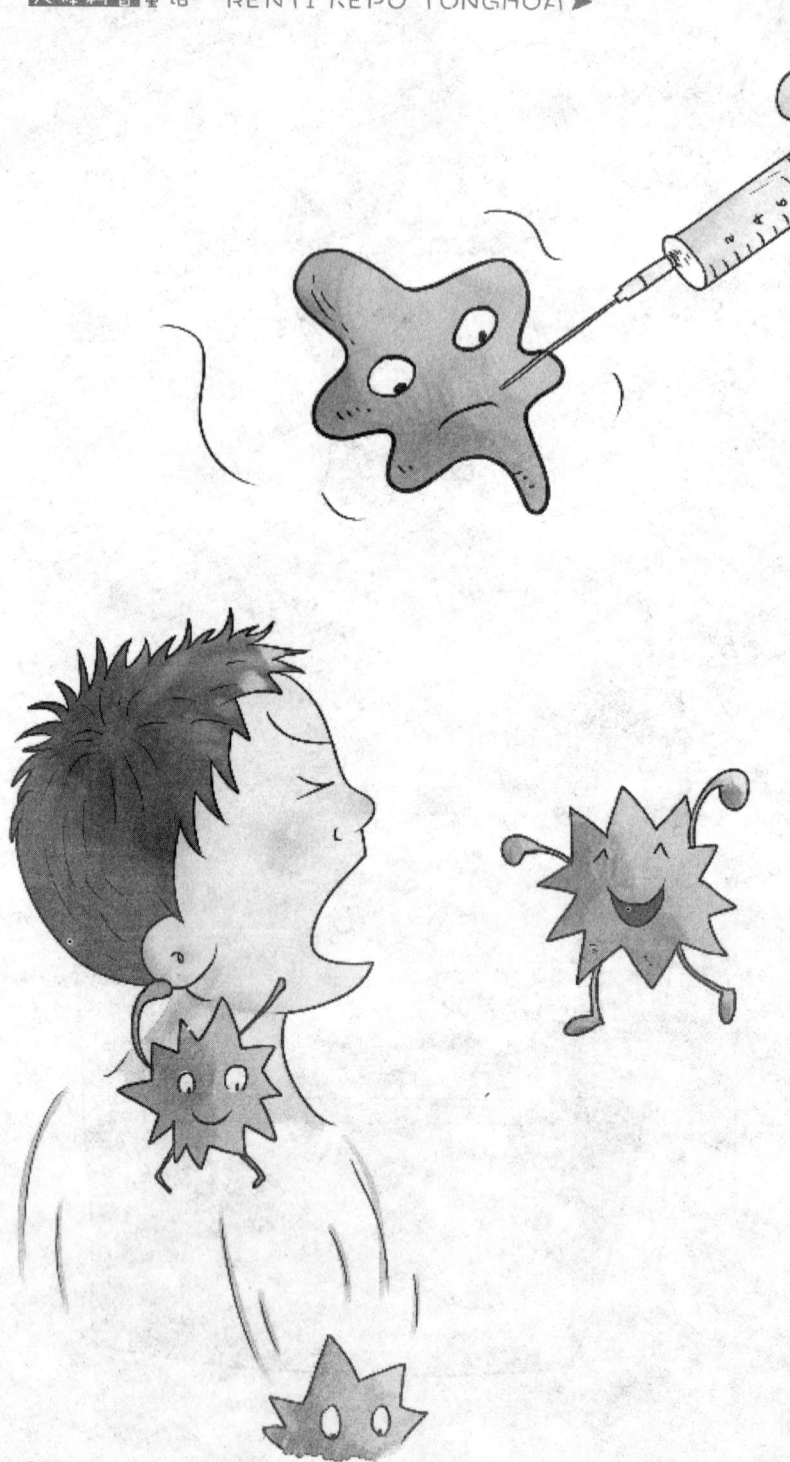

一次对病原体进行吞噬与绞杀。"

麦麦罗说道:"既然这样,细菌军团不是必败无疑了吗?"

"也不一定。"免疫细胞军团小头领说,"因为,任何细菌感染如果不进行治疗或者治疗不彻底的话,即使你没有任何症状,也会因为身体的激烈反应而导致慢性炎症,这将会促成你的动脉和免疫系统的老化。当然,最让人担心的是,如果你并未对此感染做出治疗,那么将会耗损你的免疫系统,对你的器官造成更持久的伤害。比如,如果对链球菌感染不

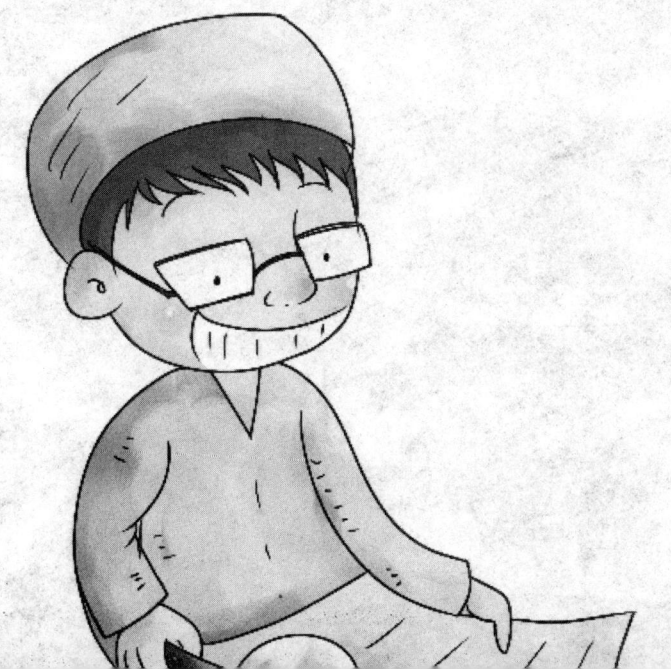

加控制就会导致扁桃体脓肿,还会引起呼吸问题,而且对心脏和肾脏造成长期的伤害。"免疫细胞军团小头领说着,便做出下一步计划,"我们现在必须派出更多的免疫细胞战斗群去击败细菌战队。"

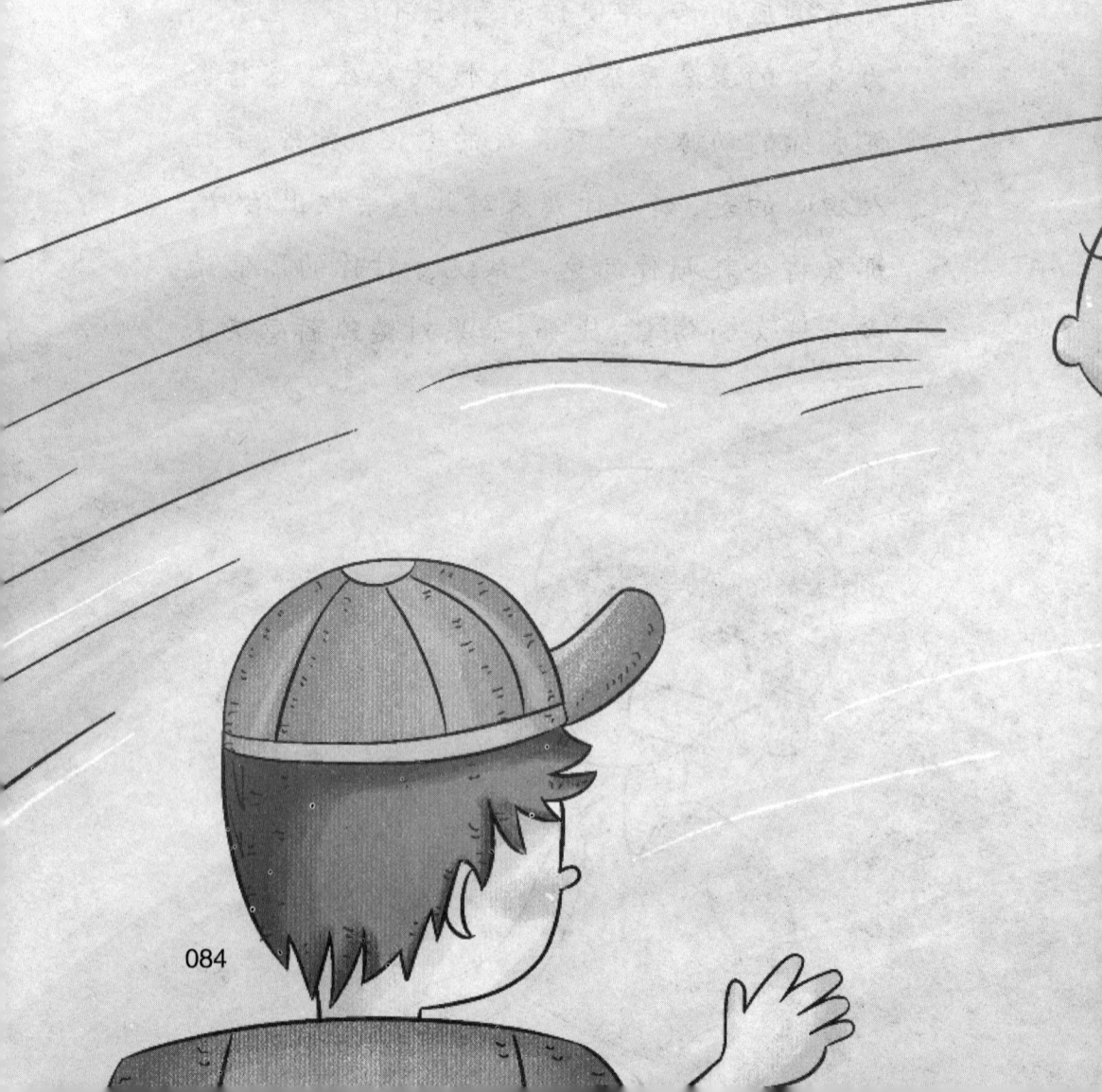

免疫细胞军团出发了。

毛小逗和麦麦罗还是有点不安,便向免疫细胞军团小头领询问接下来该怎么办。

免疫细胞军团小头领认为,这次应该还可以击退细菌战队的进攻,不过,由于大巨人

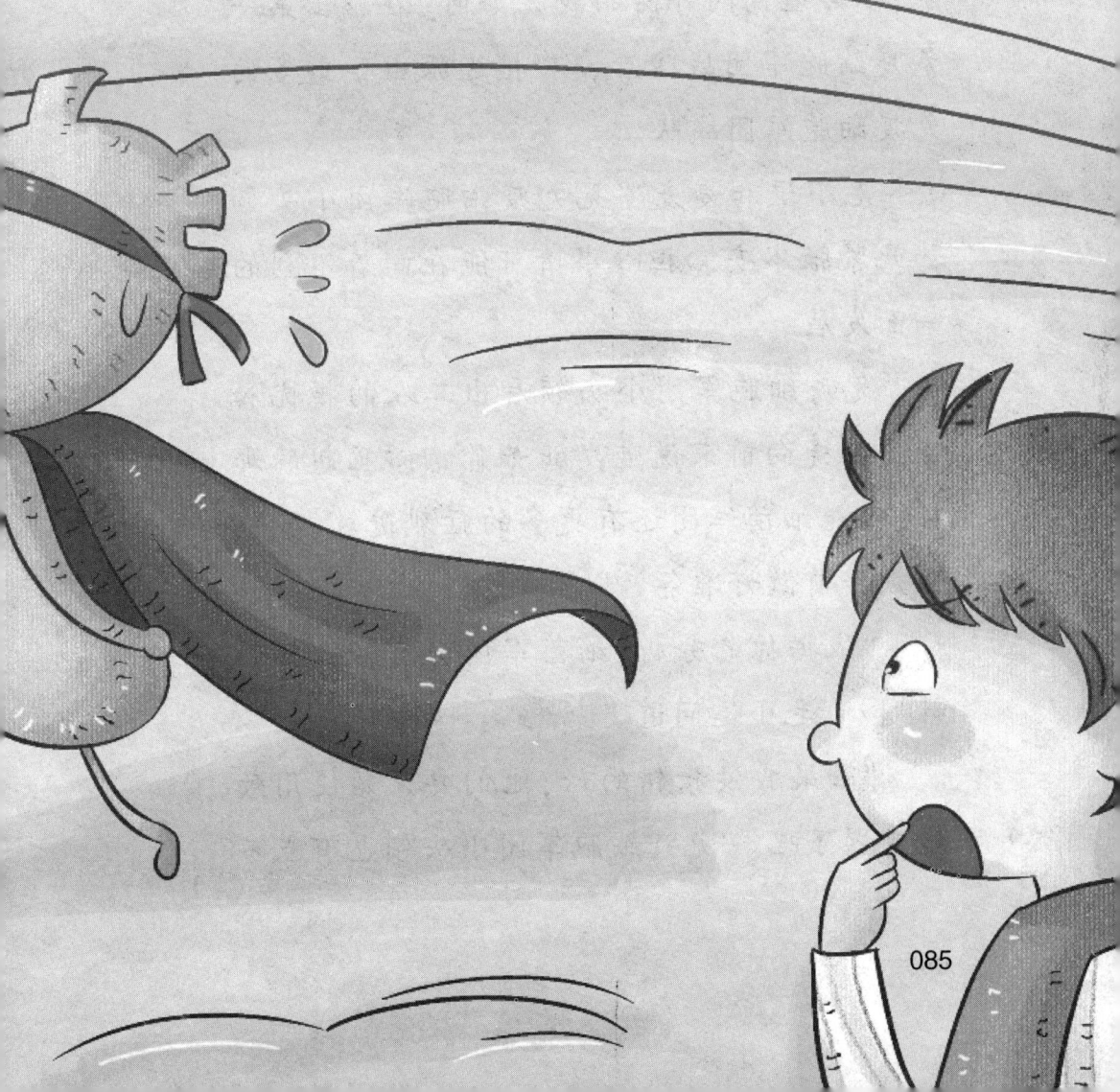

的免疫系统受到破坏，现在我们的"造兵工厂"——骨髓，生产兵力已经不足了。

麦麦罗说道："这不意味着，最终我们还是没有办法取得胜利吗？"

"是的。"免疫细胞军团小头领开始不安了，不停地询问外面的战况如何。在派出第一免疫细胞军团战队后，又接连派出了更多的免疫细胞军团战队。

毛小逗和麦麦罗见免疫细胞军团小头领如此紧张不安，担心事情可能在向着不利的一面发展。

免疫细胞军团小头领看出二人的担忧和不安，走向前来说道："正如你们心里想的那样，可能细菌军团还有更多的猛烈进攻，我们必须提前做好准备。"

"依据你的分析，细菌军团会有什么样的计划？"毛小逗问道。

"如果我没猜错的话，他们要开始使用致命武器了吧。"免疫细胞军团小头领也有点不安起来。

"啊,致命武器?"麦麦罗一向对致命武器什么的感兴趣,果然,这四个字吸引了他的注意力。

"是的。"免疫细胞军团小头领说完这话的时候,气氛变得有点凝重,于是大家都陷入了沉默中。

③咽喉要道再度失守

免疫细胞军团的小头领猜得一点也不差。自从军师把精锐部队派上前线之后,细菌军团的将军就信心满满地边喝茶边等待着胜利的消息传来。可是第五壶茶都已经灌进肚子了,好消息依旧杳无音信。将军坐不住了,冲到门口大喊:"军师呢?快把他给我找来!"他这么一动,安千儿似乎听见了将军滚圆的肚子里传来"咣当咣当"的水声,她偷偷抿着嘴笑了。

满头大汗的军师一路小跑来到将军面前:"启禀将军,现在敌我双方已经陷入胶着状态了,我们虽然没有立刻取得胜利,但是免疫细胞军团也没有占到便宜……"话还没说完,将军就怒冲冲地喊起来:"你说得'万无一失'呢?怎么又会变成胶着状态了?"看着将军涨红的脸,军师把那句"万无一失可是你说的"生生吞进了肚子。看看站在屋里竖起耳朵偷听的安千儿,军师扯着将军的衣袖把他拉到一边。军师将头凑向将军献计道:"虽说是胶着状态,但咱们好歹还是势均力敌的。只要这时候请来外援,不怕免疫细胞军团不溃败。""你说的是……""咱们的致命武器啊!""好好好!快去请来!"

安千儿看着远处嘀嘀咕咕的两人,一种不安的预感涌上心头。

果然,没过多久,前线阵地就传来消息,致命武器上场之后,咽喉要道被细菌军团攻破了,免疫细胞军团再度失守。

第5章
致命武器——病毒

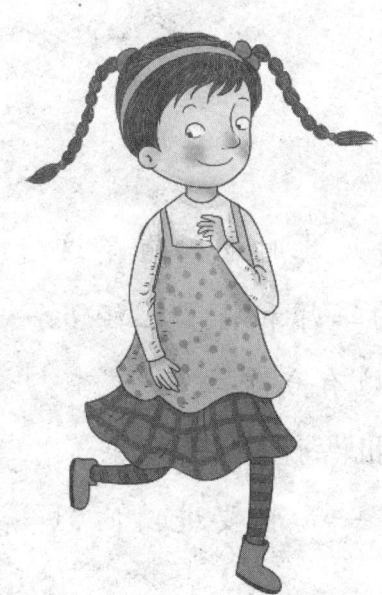

致命武器——病毒

①病毒的威力

　　待在细菌军营的安千儿此时也知道了这个消息,因为细菌军团的军师和将军已经开始使用病毒军团进攻了,她有点坐立不安。

　　这时,有小士兵进来报告说:"将军,我们已经占领了咽喉要道,下一步将要进攻他们的大本营。"

细菌军团的军师和将军听到这样的消息不禁哈哈大笑。

安千儿走上前去，问道："军师，这次你们派出的病毒部队怎么如此厉害，轻易就占领了咽喉要道，难道他们比细菌还要厉害吗？"

细菌军团军师答道："的确如此。你知道病毒为什么厉害吗？"

安千儿摇摇头。

"那我就给你讲解一下。病毒是由一个核酸分子（DNA 或 RNA）与蛋白质构成，他是没有细胞结构、高度依赖其他生命体、过寄生生活的生命体。但是，他具有遗传、变异、进化的能力。病毒的颗粒很小，以纳米为测量单位，通常情况下要用电子显微镜才能观察到。"细菌军团军师看着安千儿说，"那你知道病毒是什么时候被发现的吗？"

"哦，这个我知道。"安千儿隐约记得在妈妈的医学书上看到过，"早在公元前 2~3 世纪的印度和中国就有了关于天花的记录。天花

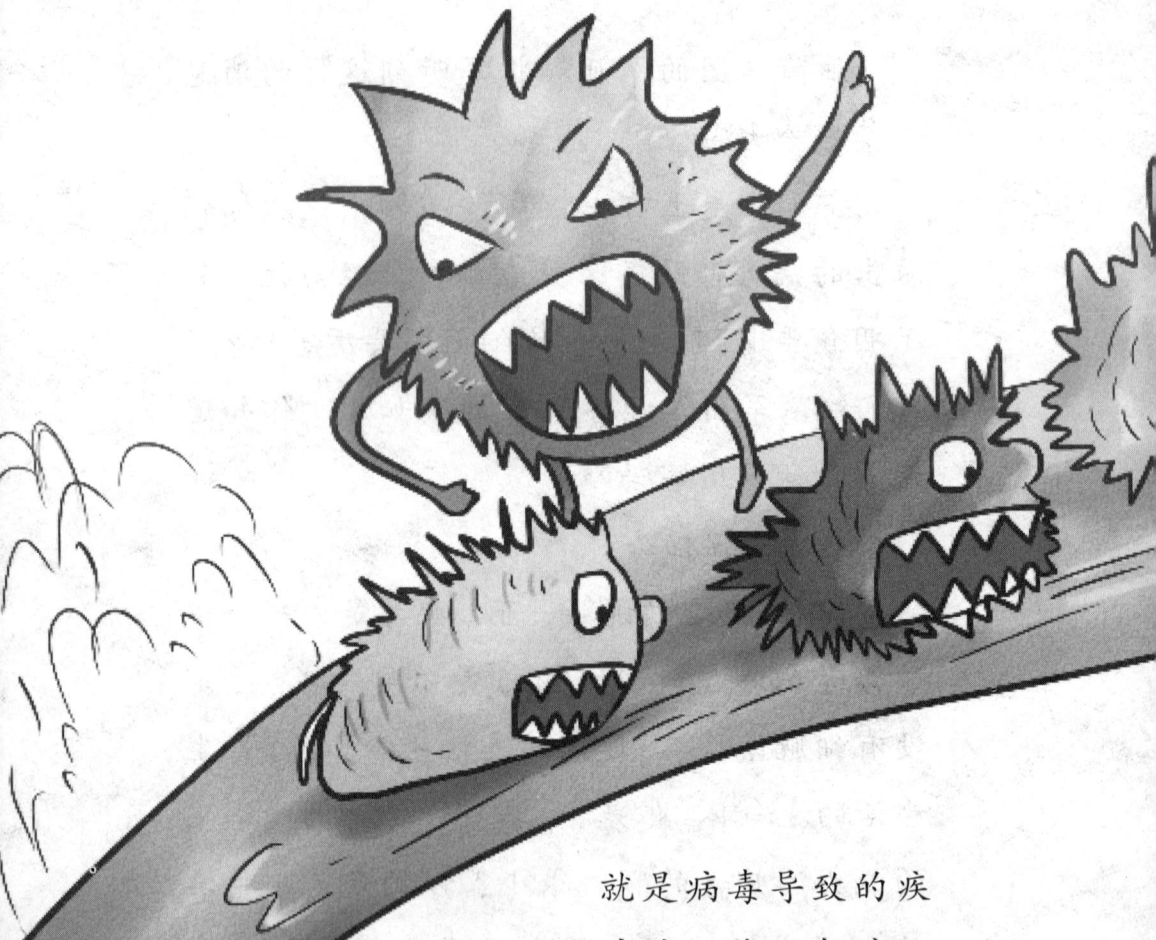

就是病毒导致的疾病的一种。直到19世纪末,才开始逐渐得以发现和鉴定病毒。"

"对,就是这样。"细菌军团军师说,"因为病毒非常厉害,所以在人类发现初期,还真拿他没办法。由病毒导致的疾病,致使人类发生

病毒

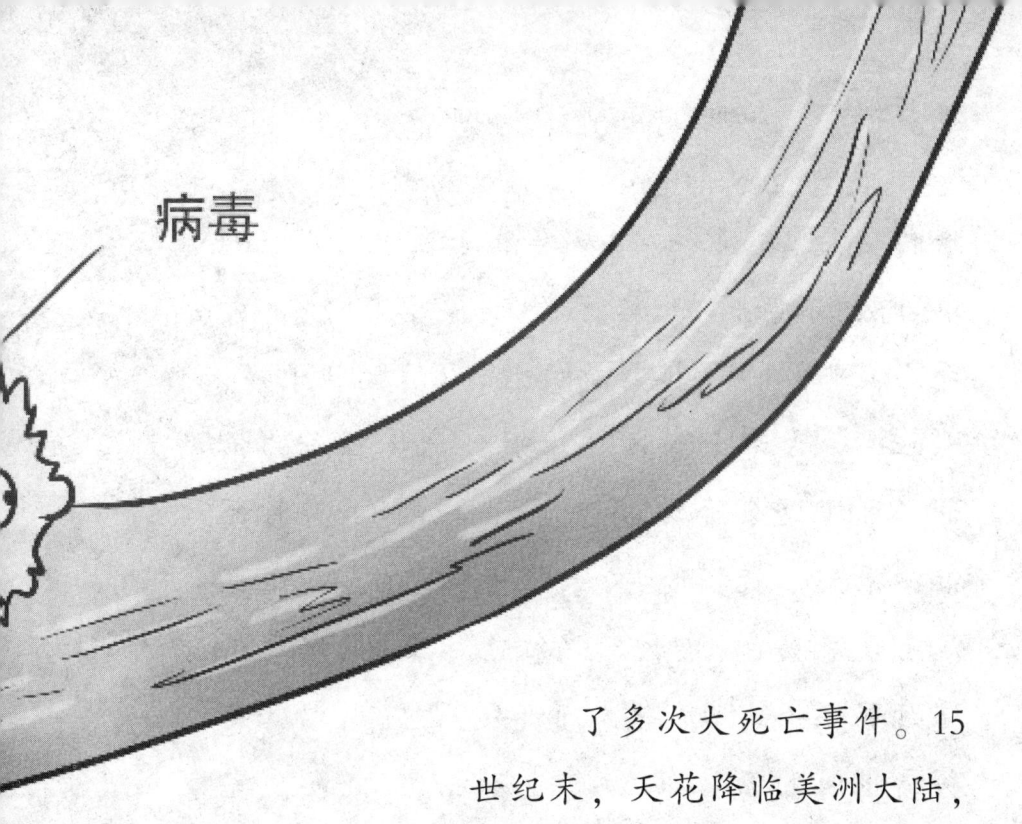

了多次大死亡事件。15世纪末,天花降临美洲大陆,原来那里生活着2000万~3000万原住民,但是100年后,那里仅剩下不到100万人了;19世纪,霍乱爆发,在印度有成千上万的人死去,在英国,约有14万人死于霍乱。"

"我看过希腊历史学家修昔底德的一本书,上面记载了雅典大瘟疫的爆发,使整个雅典约有1/4的人都死了。"说到这里,安千儿隐约记得书上是这样描写的:

身体完全健康的人突然开始头部发热;

眼睛变红，发炎；口内从喉和舌上出血，呼吸不自然，不舒服，开始打喷嚏，嗓子变哑；不久之后，胸部发痛，接着就咳嗽。以后就肚子痛，呕吐……大部分时间是干呕，产生强烈的抽筋。到了这个阶段，有时抽筋停止了，有时还继续很久。抚摸时，外表上身体热度不高，也没有现苍白色，皮肤颇显红色和土色，发现小脓疱和烂疮。但是身体内部发高热，所以就是穿着很薄的亚麻布，病者也不能忍耐，而要完全裸体……人们像羊群一样地死亡着。病人裸着身体在街上游荡，寻找水喝直到倒地而死。由于吃了躺得到处都是的人尸，狗、乌鸦和大雕也死于此病。存活下来的人不是没了指头、脚趾、眼睛，就是丧失了记忆……

"人们现在还不确定这次瘟疫是源于何种疾病，有的说是天花，有的说是伤害，有的说是猩红热或麻疹。但至今还没有一个可靠的结论。"安千儿补充道。

细菌军团军师说道:"你说得对,虽然这场瘟疫不知道具体是什么疾病,但都是由于病毒引发的。像鼠疫、天花、麻疹、伤寒、流感、腮腺炎等,都是由病毒引起的。"

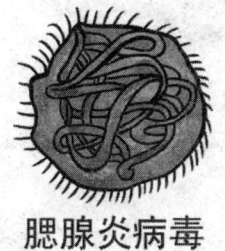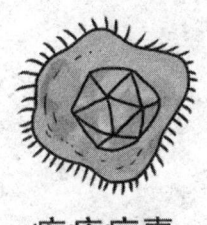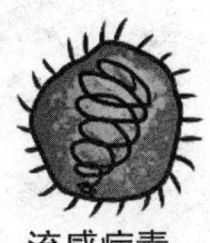

腮腺炎病毒　　疱疹病毒　　流感病毒

安千儿问道:"这次病毒是怎样入侵大巨人的身体的呢?"

"这个也不妨告诉你。你知道吗?病毒虽然不能独自存活,但他能依靠其他生命进行存活以及复制自己,这需要五大步骤来完成。首要要吸附在其他细胞上,然后侵入,再增殖、成熟(装配),最后裂解(释放)。换句话说

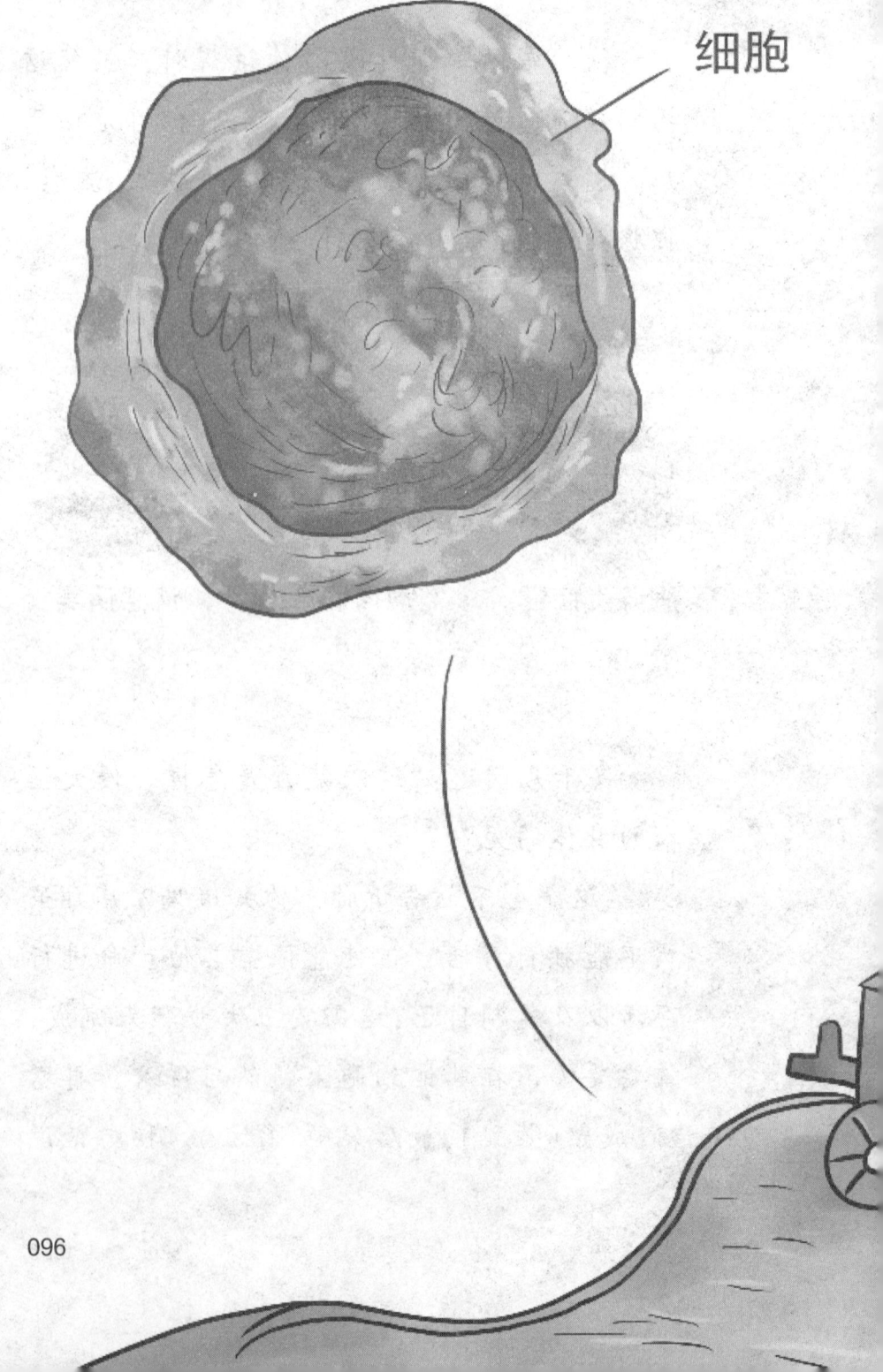

就是，病毒需要借助人类的身体才能进行复制。一种病毒通过侵入细胞并劫持细胞，利用细胞的生物合成机器来复制其核酸并合成由其核酸所编码的蛋白，最后装配成完整的、有感染性的病毒单位。一旦完成这个工作之后，它的复制速度快得惊人，就像是去了速印公司那里做了几百万份的拷贝，然后，通过你的

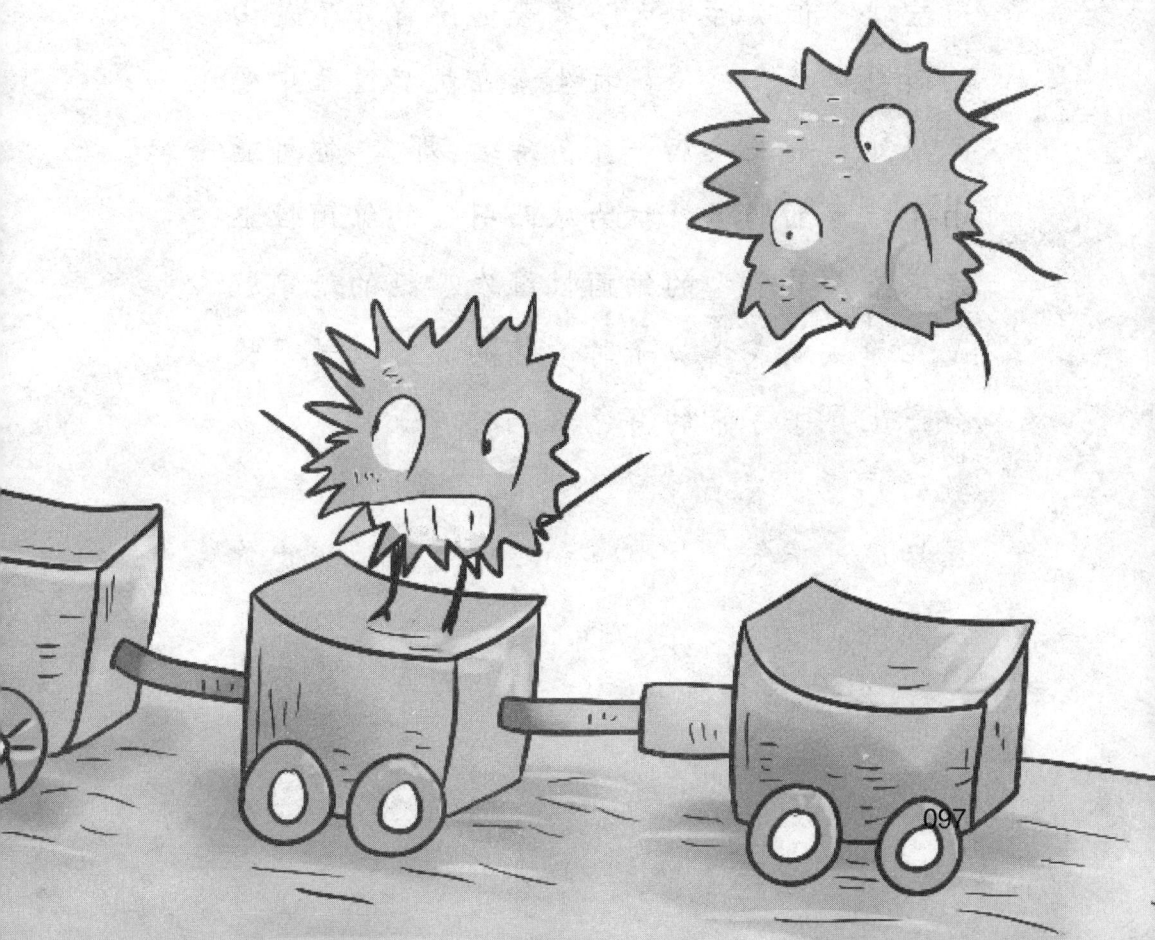

血液全部传输出去。"

安千儿听到此处既害怕病毒入侵，又担心免疫细胞军团作战失败，怎么办？她又问道："大巨人是被什么病毒感染的？"

细菌军团军师窃窃一笑："我们只是使用最简单的病毒武器——普通感冒病毒。这种感冒通常是由几种不同族的病毒造成的。即使你经历的可能是与细菌感染有关的上呼吸道症状，但实际上大多数普通感冒并不是由细菌引起的，这使得抗生素在抗病过程中毫无用处。如果疾病一直在持续，那么，你可能由于病毒削弱了抵抗力从而引发的细菌性继发感染。最典型的细菌性继发感染的迹象就是在你咳嗽或擤鼻子时，你的鼻腔或是喉咙会产生异乎寻常的有色浓稠黏液或痰。大多数的病毒性感冒感染都会经历其发展过程，然后通过喘气、打喷嚏和咳嗽等渠道退出你的身体。"

"照你这样说，这次进攻不是还要失败

吗?"安千儿看了一眼细菌军团军师。

"是的。但是我们还会有别的手段。"细菌军团军师信心十足地说道。

②病毒的克星——干扰素

免疫细胞军营里,毛小逗、麦麦罗和免疫细胞军团小首领,正在筹划迎战。

这时,免疫细胞军团小首领说道:"这次细菌军团派出的是流感病毒。"

麦麦罗说道:"流感病毒不是不可怕吗?"

"那也不一定。"免疫细胞军团小首领说,"虽然,流感病毒就像一个想要赖在你家沙发上借宿的同学一样,会使你的生活混乱一些日子,之后扬长而去,但是其他病毒就非常可怕了。比如疱疹病毒,他们会想办法存活下来,并且安静地、长期地待在你的身体里,这个家伙会偶尔突然发作,并且反反复复。还有爱泼斯坦-巴尔二氏(以二人名字命名)疱疹病毒，能攻击你的肝脏，使脾脏肿胀等。而且还不容易被发现。"

听到小头领这样说，麦麦罗有点后怕地扯了扯毛小逗："如果这样说来，我们的身体内不是要藏着好多好多病毒了，想想就可怕。"

毛小逗点点头表示赞同，麦麦罗同学终于说了句不是废话的话。"我备感欣慰啊。"毛小逗还不忘拍拍麦麦罗的肩膀调侃。

"过去。这个时候还有心情开玩笑，我现在心情一点都不美丽了呢。"麦麦罗推了毛小逗一把，然后盯着免疫细胞军团小首领，"接下来怎么办？"

免疫细胞军团小首领见两个小家伙流露出担忧的表情，说道："只是我们现在并不确定细菌军团还会派出什么样的致命武器？"

麦麦罗迫不及待地问道："照你说来，还有更厉害的病毒？"

"不错。"免疫细胞军团小首领说道，"病

毒的种类繁多，有些病毒可以引起人类的重大疾病，有些疾病根本无法根治。同时，病毒基因同其他生物的基因一样，也可以发生突

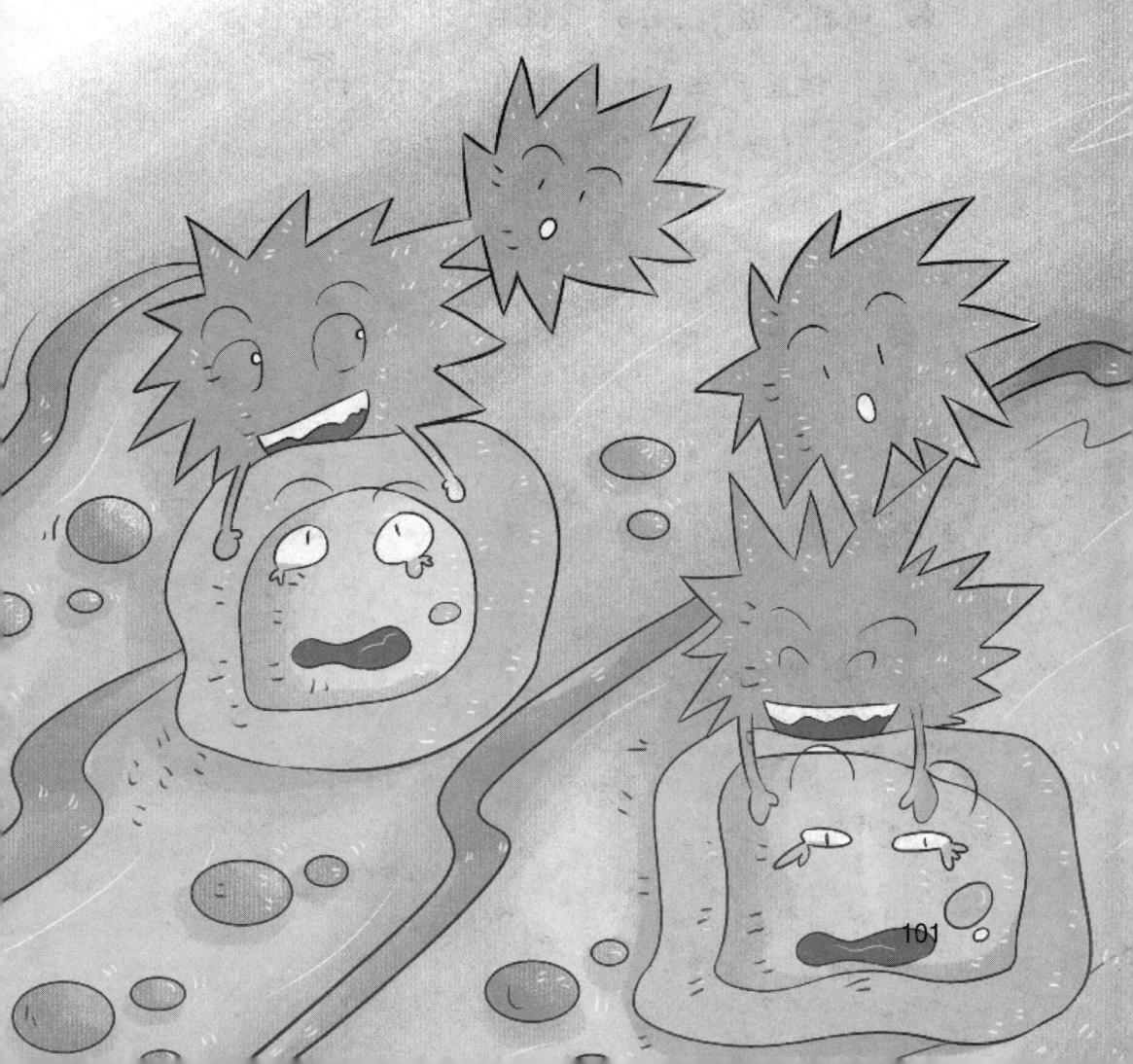

变和重组，因此也是可以演化的。一旦病毒朝着恶性方面演化，后果将不堪设想。"

"你的意思是？"毛小逗问道。

"一旦病毒进入他所依附的宿主细胞之后，他就可以利用细胞中的物质和能量，把细胞本身具备的复制、转录和转译的功能学过来。也就是说，病毒按照他自己的核酸所包含的遗传信息产生和他一样的新一代病毒。"

"这样说来，人体自身是没有办法对抗病

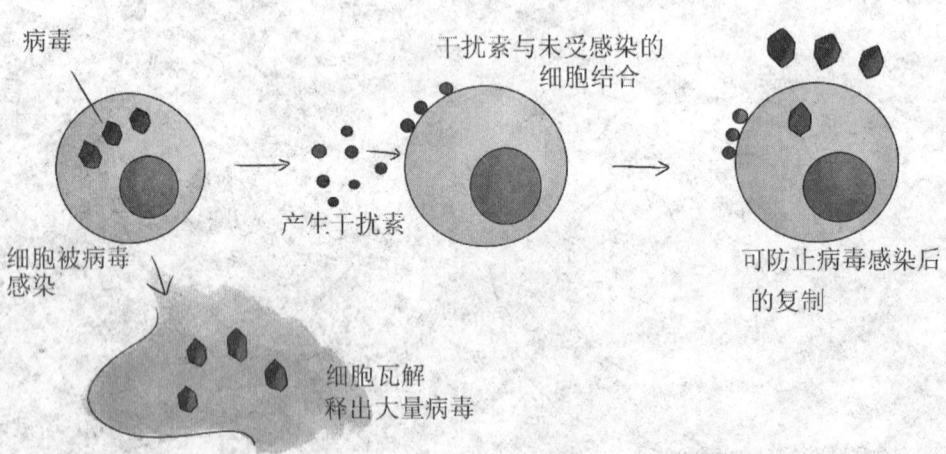

毒了,是吗?"麦麦罗说。

"也不全是。"免疫细胞军团小首领说。

听到这儿,毛小逗有些兴奋:"那你快告诉我们,有什么好办法?"

免疫细胞军团小首领说道:"人体内能自然产生一种干扰素。但是,干扰素不能直接杀死病毒,只能够通过诱导细胞合成一种抗病毒蛋白。这种抗病毒蛋白能抑制病毒的复制,也就是干扰了病毒的再复制,所以叫他干扰素。因此而言,在病毒感染的起始阶段,体液免疫和细胞免疫发生作用之前,干扰素能充分发挥作用。"

麦麦罗拍手叫好:"要是人体能多多生产这种干扰素就好了!"

免疫细胞军团小首领看着麦麦罗说:"通常情况下,被病毒感染的人体,自身产生干扰素的能力非常低。当然,也会有一些例外。"

毛小逗说:"虽然少,但是如果大巨人体内产生出这种干扰素的话,不就可以暂时把细菌军团派出来的病毒军团围困住吗？"

"但愿如此吧！"免疫细胞军团小首领说道，"不过，根据目前的状况，大巨人自身可能出现了某些问题。"

"什么问题？"毛小逗和麦麦罗几乎异口同声地喊了出来。

免疫细胞军团小首领答道："过敏反应、自体免疫性疾病和免疫缺陷疾病三种。"

第7章

免疫系统的缺陷

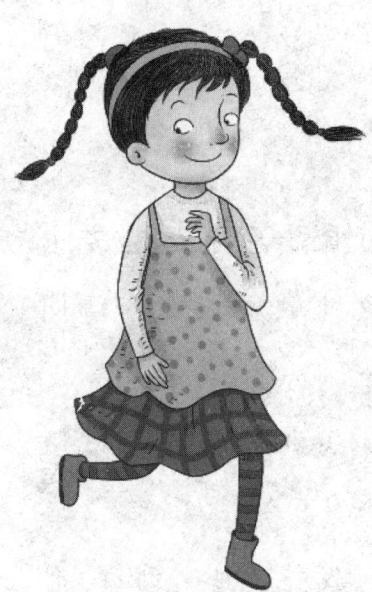

免疫系统的缺陷

① 过敏反应

免疫细胞军团小首领看着毛小逗和麦麦罗惊讶的样子说道:"先说过敏反应吧。请问你们二人有过敏反应吗?"

毛小逗说:"我有,我闻到花粉会有过敏反应。"

麦麦罗说:"我也有。我吃有些食物的时

候,皮肤会瘙痒。"

"不错,这就是过敏反应。事实上,在你们人类生活当中,常常会出现这种过敏情况。有的人吃了鱼、虾、蟹等食物后,会发生腹痛、腹泻、呕吐,或是皮肤奇痒难熬;有的人吸入花粉或尘土后,会发生鼻炎或哮喘;有的人注射青霉素后会发生休克。当然,还有更严重的过

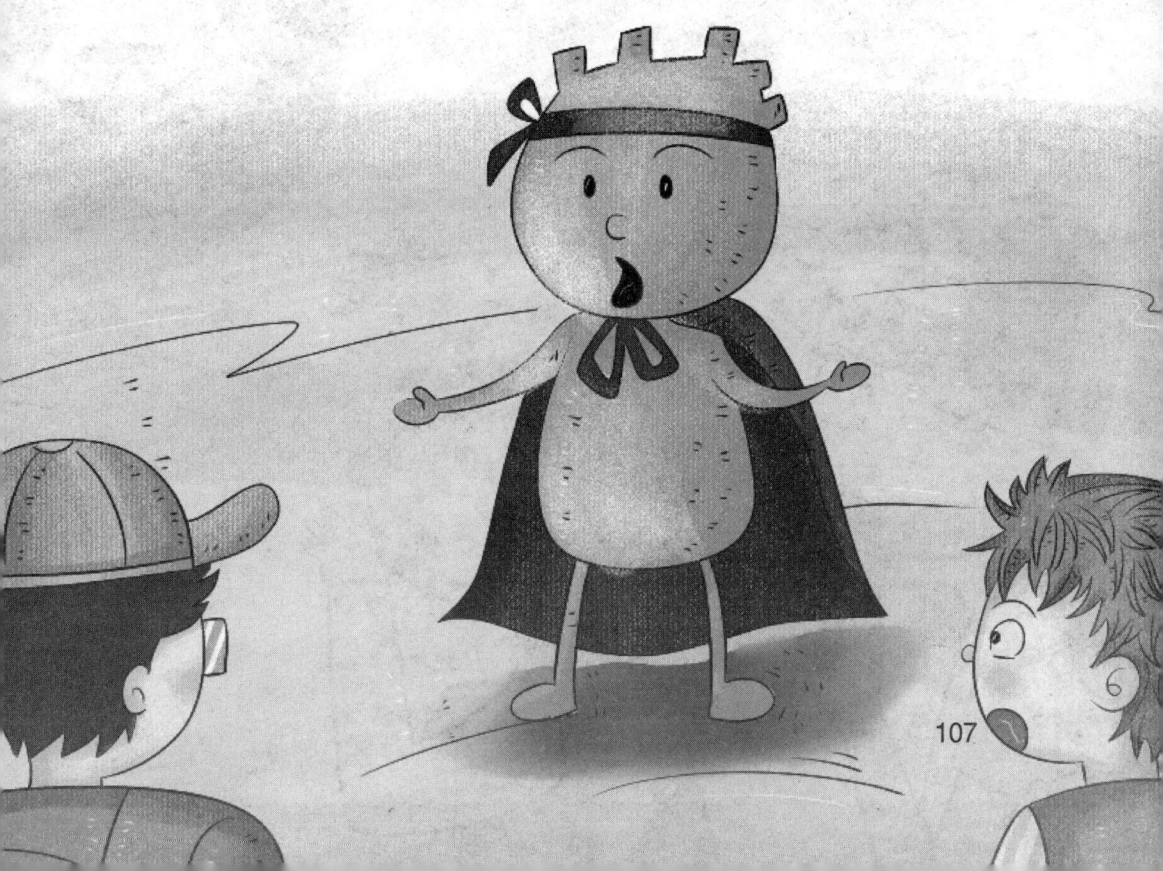

敏反应,会导致死亡。"免疫细胞军团小首领说道,"过敏反应,属于先天免疫功能异常,往往由遗传而来,也就是说,具有这种体质的人,发生过敏性,可能是一辈子的事情。"

毛小逗和麦麦罗听到这里几乎都捂住了嘴巴,心想,这不是一辈子都好不了吗?

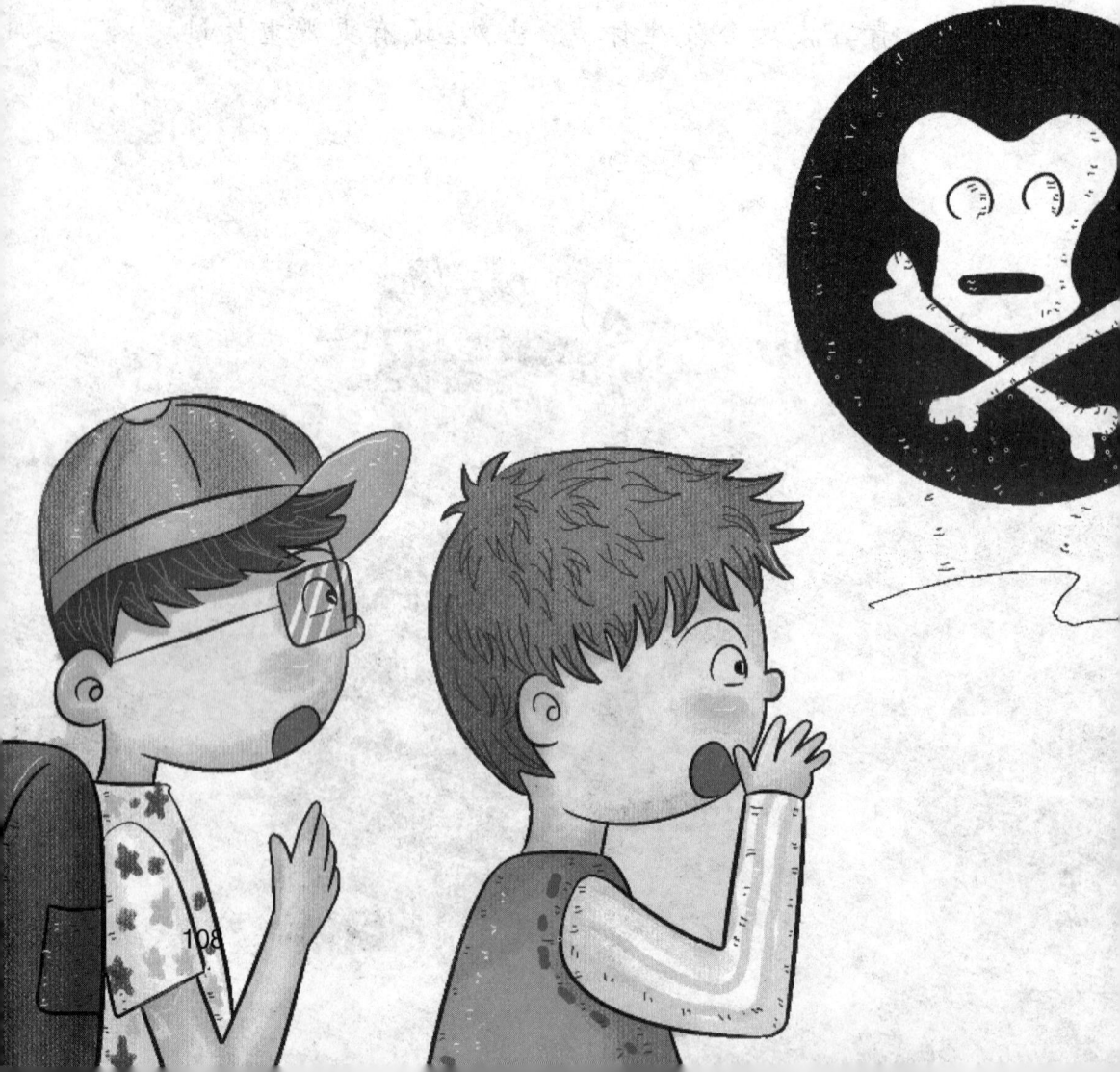

"也不必过于担心。只要预防措施得当还是不可怕的。"免疫细胞军团小首领似乎在打消两个小家伙的顾虑,"过敏反应的最大特点是:发作迅速、反应强烈、消退较快,一般不会破坏组织细胞,也不会引起组织损伤。"

听到这里,毛小逗和麦麦罗才放下心来。

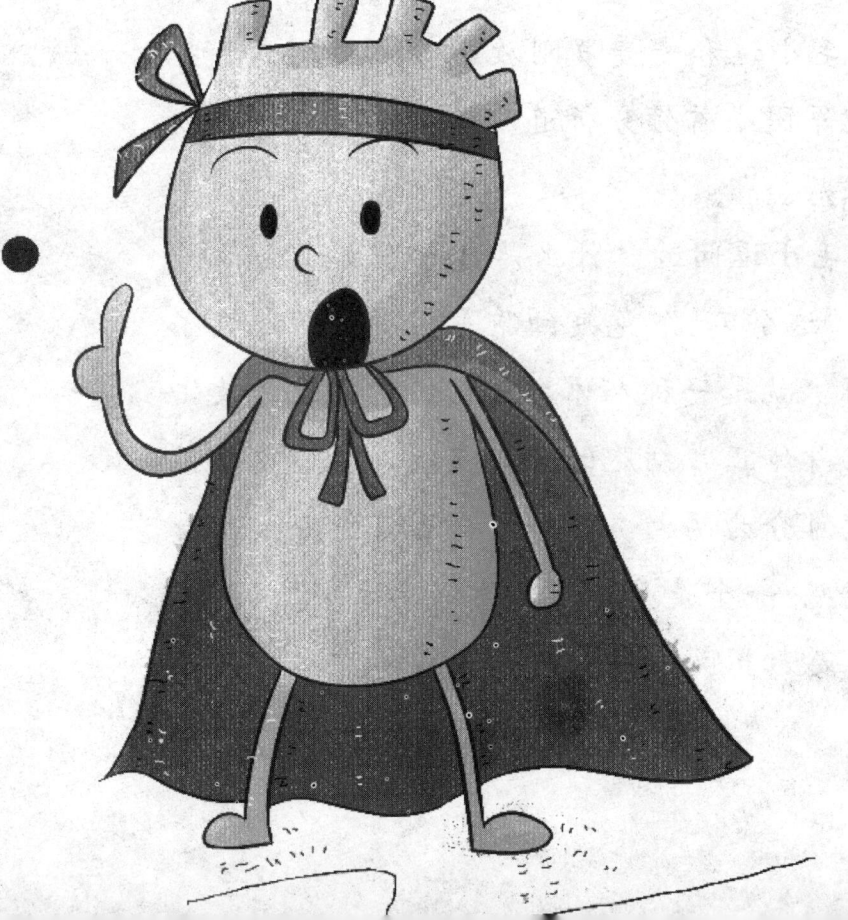

毛小逗问道："大巨人不应该是属于过敏反应的体质吧？"

"嗯。我们暂时可以排除这一可能。"免疫细胞军团小首领说道，"而且这个免疫功能异常，也不足以使得细菌军团的病毒入侵，置巨人于危险中。"

② 自体免疫性疾病

毛小逗和麦麦罗刚放下心来，又听免疫细胞军团小首领分析道："还有就是自身免疫性疾病。"

毛小逗问道："什么是自身免疫性疾病？"

"这个嘛，"免疫细胞军团小首领沉思了一下，"就是一种人体内自己的免疫系统攻击自己身体正常细胞的一种疾病。自体免疫性疾病可分为两大类：一个是器官特异性自身免疫病，一个是系统性自体免疫病。"

麦麦罗说道："你的意思是，这种免疫疾

病是晕了头,敌友不分,把敌人当友人,把友人当敌人吗?"

"是的。"免疫细胞军团小首领说,"如果出现了这种症状,免疫系统会把自己身体里本来不是病毒或细菌的东西,当成病毒或细

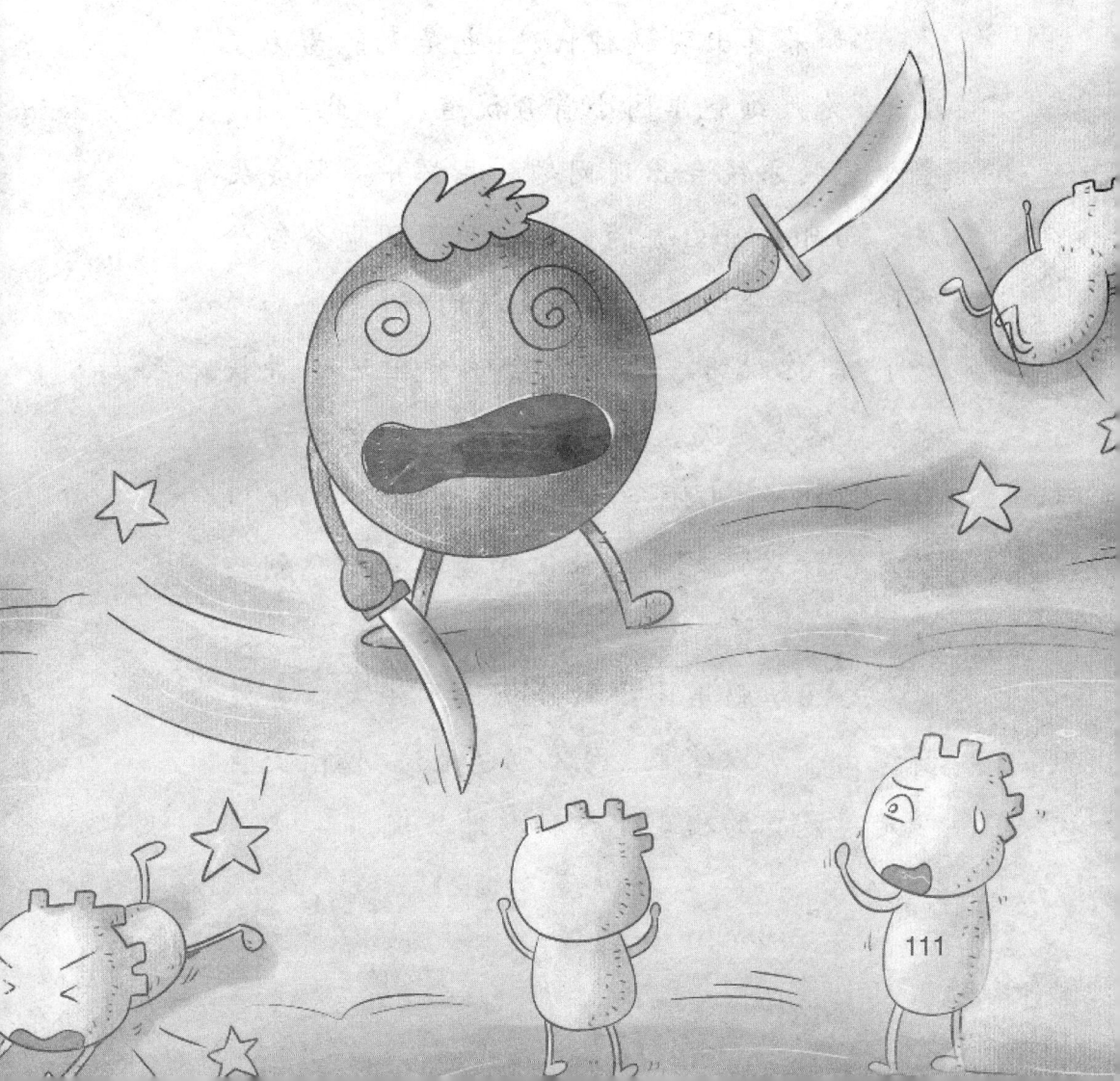

菌来攻击,并想着要把他们驱逐出体外。"

毛小逗听完,不禁倒吸一口气:"果真如此,那么细菌军团不是可以长驱直入,进入大巨人的体内,我们岂不是不战而败吗?"

麦麦罗接着说道:"那可不是。内部出现了叛徒,不失败才怪呢?这可怎么办是好?"

"如果真出现这种状况,也是无能为力了啊。"免疫细胞军团小首领说道,"如此一来,整个免疫系统会出现问题,指挥中心将会失灵,而那些派出去的免疫细胞军团也会倒戈投降,转而帮助敌人来进攻我们呢!"

"照你说来,大巨人会不会出现这种状况?或者不是呢?"毛小逗一直往好的方面想着,因为安千儿还在细菌军团那里,不知道现在是个什么情况,这让他和麦麦罗都感到些许不安。

免疫细胞军团小首领犹豫了半天,也没有说出个所以然来。因为他也无法判断,大巨人是不是真的出现了这种意外状况。

毛小逗和麦麦罗,以及免疫细胞军团小首领各自沉默半天不语。

最终还是免疫细胞军团小首领打破了沉默的局面:"再分析一种可能吧!就是免疫缺陷疾病。这种疾病通常有这样的症状:抗感染能力低下,容易反复发生严重感染;容易患上

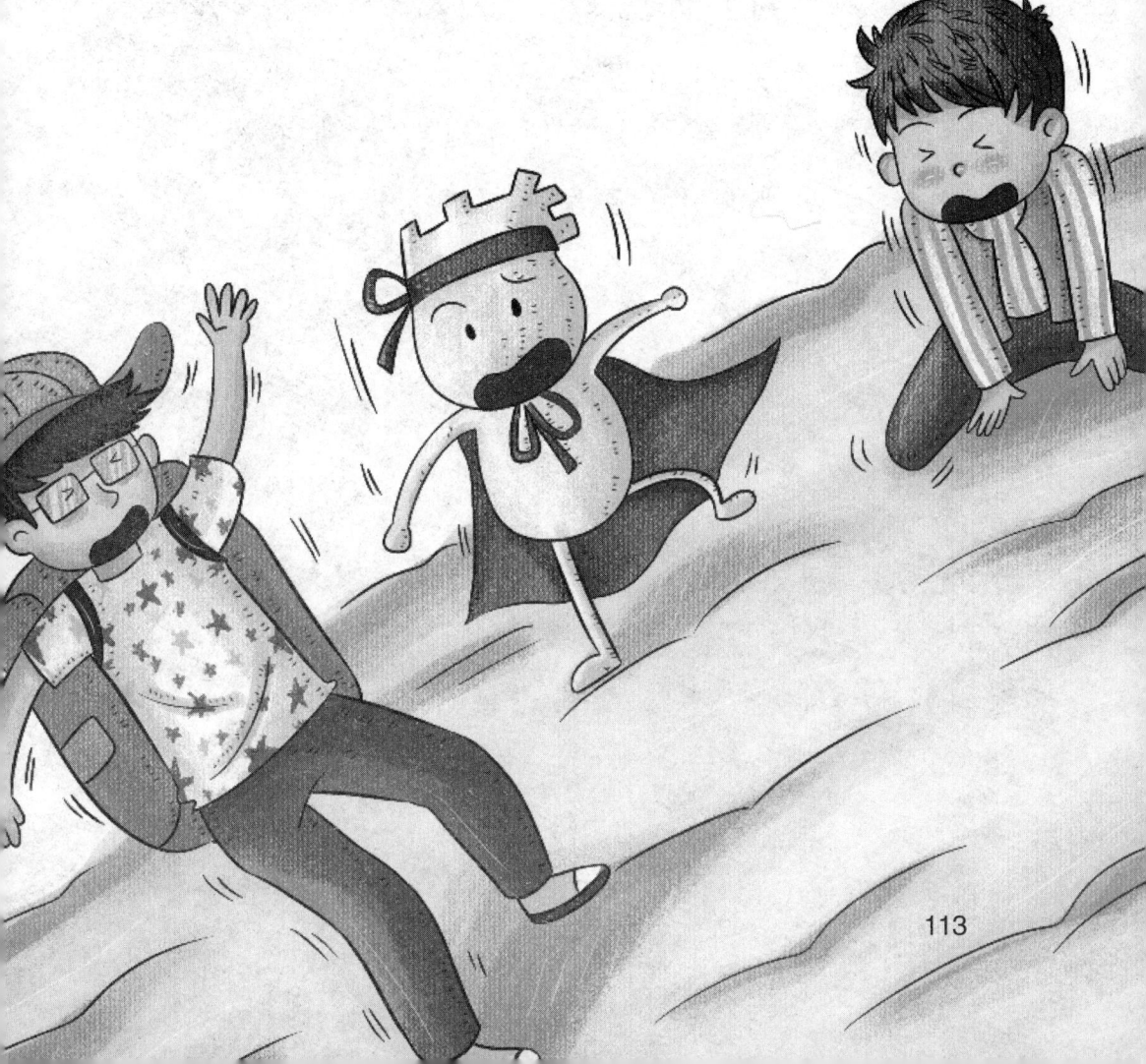

肿瘤，其中许多是由致癌病毒所引起；多数原发性免疫缺陷病有遗传倾向性；50%以上的原发性免疫缺陷病从婴幼儿开始发病……"

听着这一连串的解释，毛小逗和麦麦罗不禁替大巨人的生命感到担心。

正在这时，大巨人的躯体发生了巨大的震动，好像翻了个身，毛小逗和麦麦罗感到仿佛失重一般。

免疫细胞军团小首领说道："大事不妙啊！"之后再没有了声音。

第8章

无间道——混进去的坏人

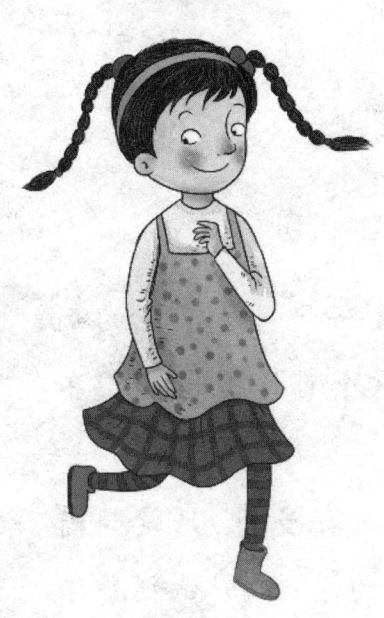

无间道——混进去的坏人

①安千儿逃离细菌军团

细菌军团大本营内。

安千儿和细菌军团的一个叫小不点的玩在了一起，安千儿看到这个可怜巴巴的小不点，以为他也是被抓来的。

对于这些，安千儿并没有多想，只是想着如何逃出细菌军营。并且为了此事，她耗费了不少心思。

　　她来来回回地走动着,双手搓来搓去,心里想要是毛小逗和麦麦罗无论哪一个人在身边,也可以帮着出出主意啊!可惜,他们都不在,这样只能靠自己了。

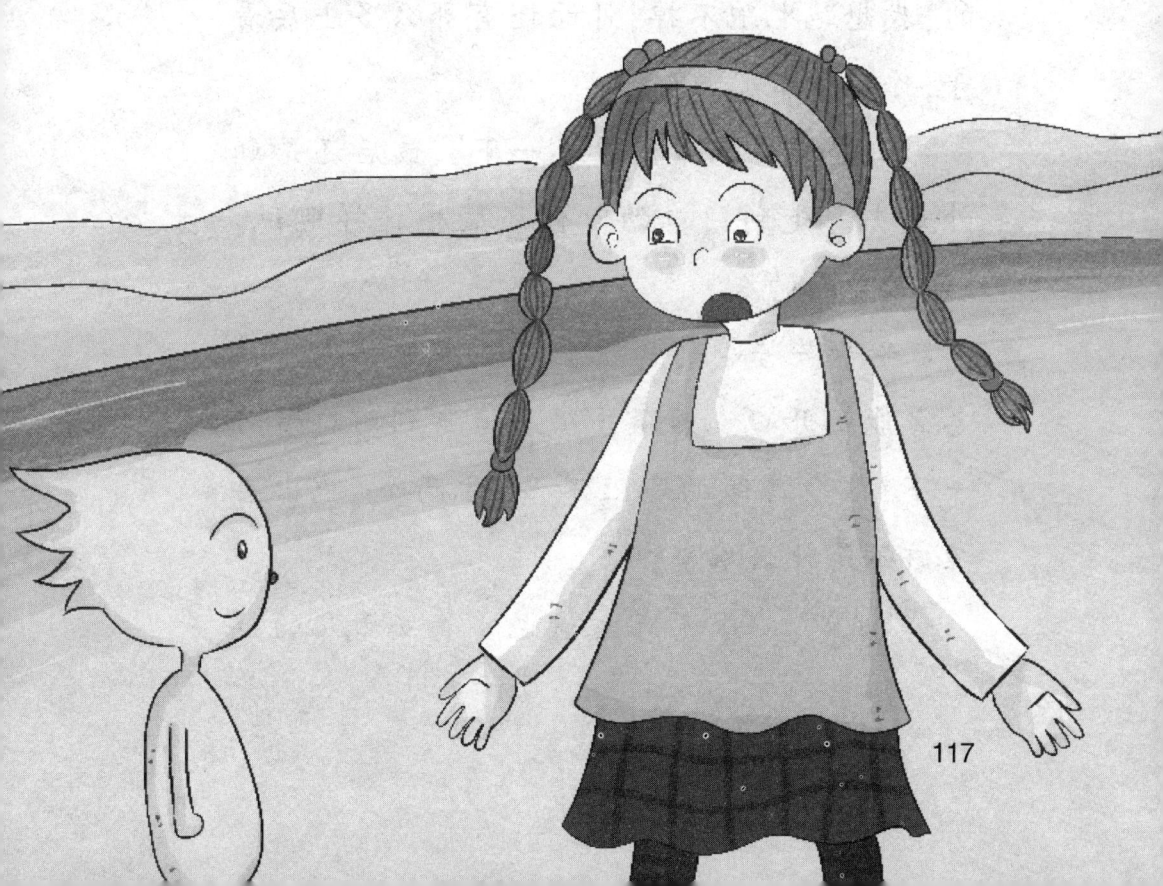

正在安千儿绞尽脑汁想着要怎么逃出细菌军营时，外边有个小士兵来求见细菌军团军师："报告军师,将军请你去一趟。"

细菌军团军师看了一眼安千儿，又看了一眼小不点说道："小不点，你留下来陪着这位小姑娘，我去见将军。"

"你就放心过去吧，我和小不点就在这儿待着。"安千儿似乎是怕军师不信，又赶紧补充道，"我对这里不熟的。你想啊，人生地不熟的，我想跑也跑不掉，外面还有那么多士兵看守，你就放心吧。"

细菌军团军师犹豫了一下，最后还是朝外走去。走到门口的时候还装模作样地说："看好里面的人。"

辛辛苦苦等到的机会就在眼前，安千儿怎么能不开心。她蹑手蹑脚地走到门口看了一下，这个房间的守卫不多，才两个，跑出去应该不是什么难事吧。

"姐姐。"小不点看着也学着安千儿的样

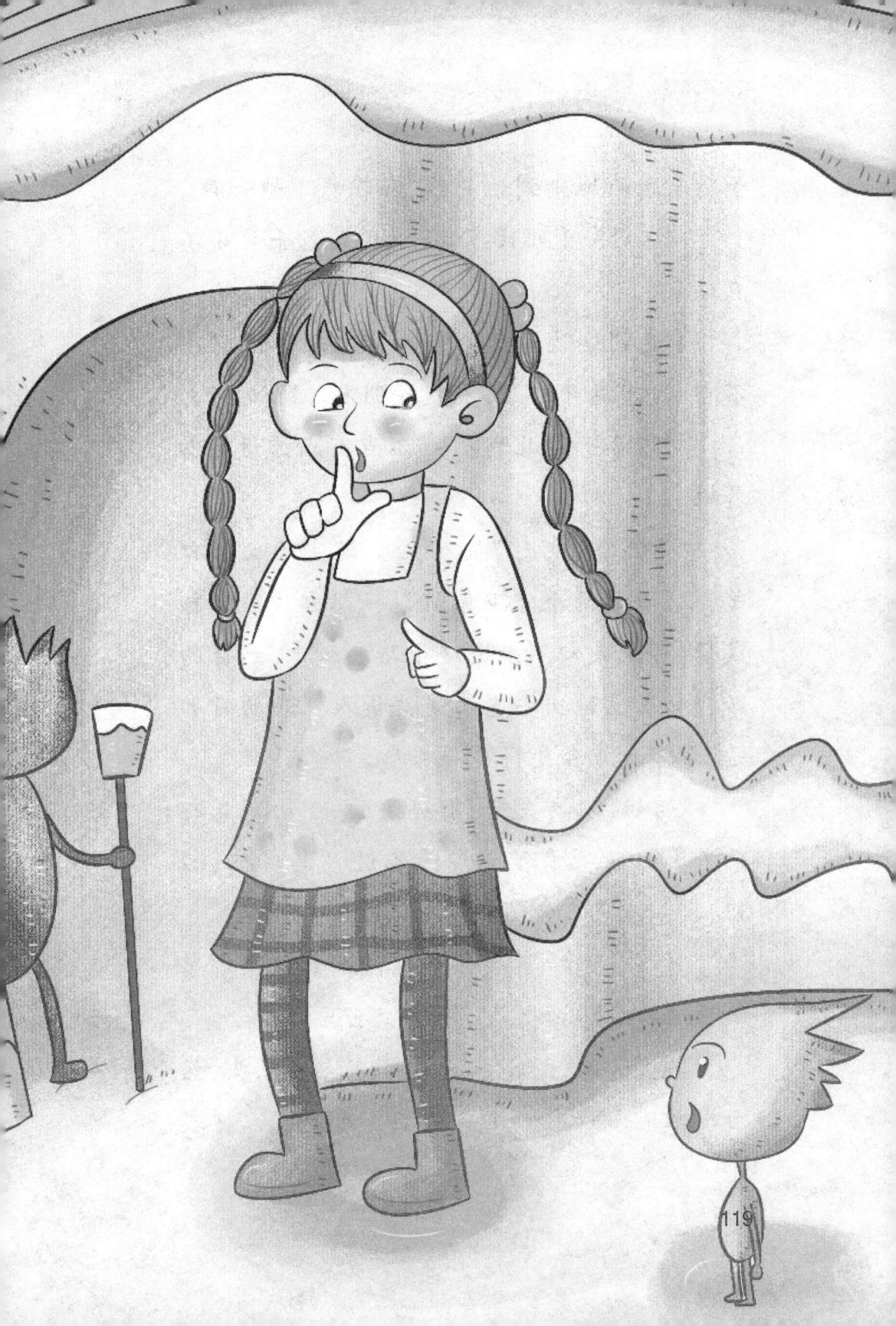

子蹑手蹑脚地走到她身后,轻轻喊了她一声。

"嘘。"安千儿比了比手指,示意士兵小不点过来。

等走到这边角落,安千儿才轻声说:"小不点,我想离开这儿,去找我朋友。"

"啊?离开这儿啊?"小不点有点惊讶地看着她。

"是啊,是啊。"安千儿刚说完又叹了口气,"门口的两个守卫倒好说,想办法引开就成了,可是我却不知道这条路怎么走,这样的话,如果没跑出去岂不是告诉人家我的目的了,看守我就会变得更严格了。"

"姐姐,不要失望,有办法的。"小不点眨巴着大眼睛,看了看安千儿说,"其实吧,姐姐,我知道怎么走。"

"什么,你知道?"安千儿没想到这个小家伙竟然知道怎么走,很是开心地说。

"是啊,是啊,我知道。"小不点点点头,然后委屈地看着安千儿,"姐姐,可不可以把我带走,我一点都不喜欢这里。"

"嗯,当然可以,这里可都是坏人,你肯定也是和我一样是被抓过来的吧?这群坏人们。"安千儿有些气愤地说道。

"那我们现在要怎么办?"小不点六神无主地看着安千儿。

"这个简单嘛,你就装模作样地给他们说我有事要见军师,让其中一个去请。然后等那个走了之后,我们两个就一起跑出去。兵分两路,我刚才观察了一下,你往左边跑,我往右边跑,在那边可以汇合。"安千儿指着后面小窗户可以看到的那条路,"然后我们再一起去找我的朋友好不好?"

对于安千儿这个逃跑方法,小不点当然是毫无异议的。具体商量过要怎么跑,怎么集合之后,小不点就如同安千儿说的那样,先跑去告诉守卫,说安千儿有急事要找细菌军团军师,哄骗守卫离开。

一切如同计划着的一样,进行得很顺利。

安千儿从右边跑走的时候，看到守卫从左边去追小不点去了，虽然难免为他感到担心，可是这个时候，还是先跑到要集合的地点再说吧。

②免疫系统信息库

免疫细胞军团大本营。

毛小逗和麦麦罗被免疫细胞军团小头领带到了一个资料信息库。

里面密密麻麻地堆满了资料夹。看着这里的一大堆书，毛小逗和麦麦罗两个忍不住张大了嘴巴："这，这，这是什么东西？"

"这啊，这就是免疫系统的记忆数据库。"免疫细胞小头领边说边小心翼翼地绕着走过去，"慢点，慢点，别碰坏了这些东西，这可都是很重要的东西。"

"啊，这是什么？"麦麦罗小心翼翼地翻开其中一本资料，发现上面写着"X病毒，形状……体型……照片……"

"什么,照片?"麦麦罗盯着那个图像看了好久,然后喃喃道,"我怎么想到了我们的学

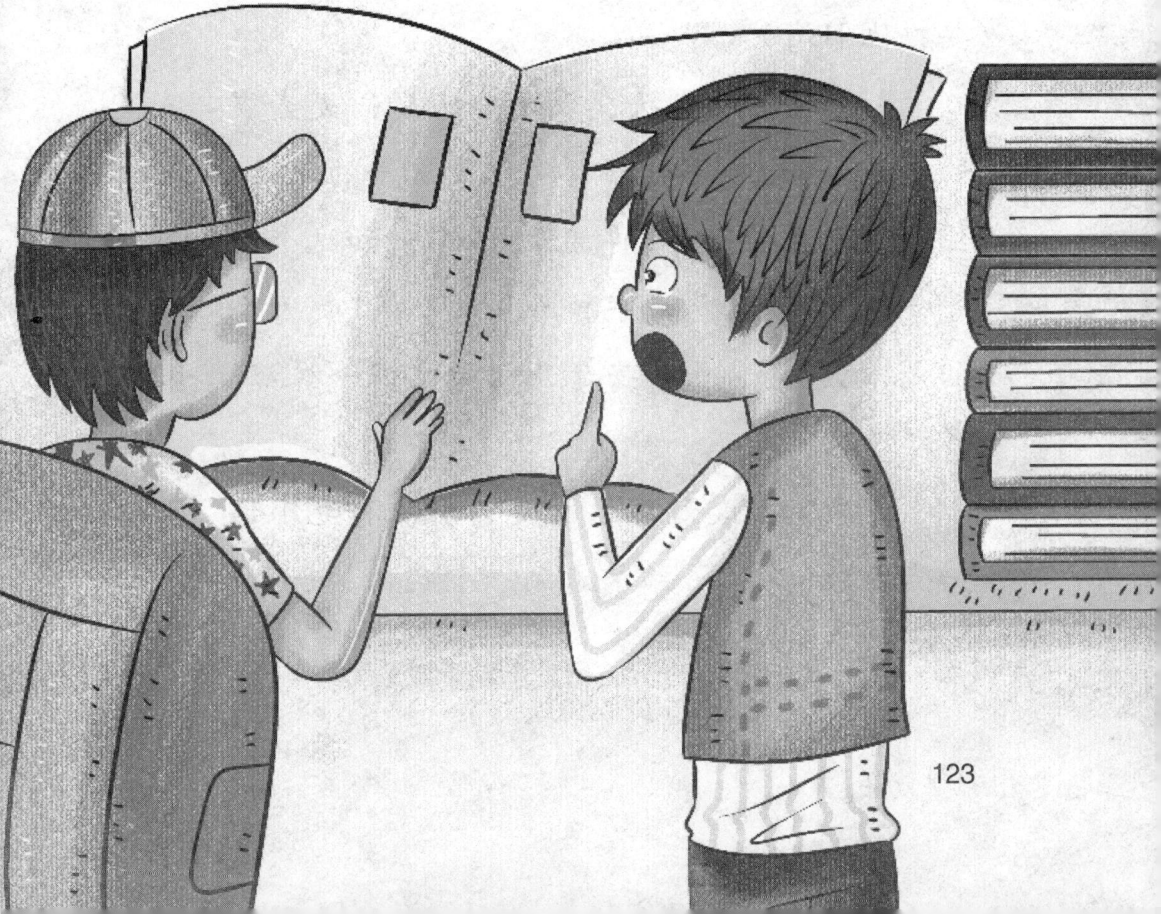

生证啊。"

毛小逗凑过去一看，可不是吗，这简直就是学生证。"这个，这个是干嘛的？"

"这个啊，这些可都是我们要密切注意的罪犯，如果看到他们了，要第一时间前去把他们消灭。"免疫细胞军团小头领说道。

"啊，"麦麦罗不禁感叹，"这，这简直就像是我们学校的门卫嘛，不过不同的是门卫要看到我们的学生证，才让我们进学校，这儿是要把他们消灭。"

毛小逗也点点头，表示非常赞同麦麦罗的意见。两个小家伙难得有意见统一的时候，便放下手里的东西，再翻开另一个，和这个几乎一模一样，就是名字和照片不一样！更奇怪的是，就如同自己和安千儿的学生证一样，还多了个性别是不一样的。

这样想想太好玩了，麦麦罗便和毛小逗一点点翻过去了。结果看到一个空白的册子："咦，这是什么？"

"这个啊，是我们还没遇到过的，但是我们的老前辈告诉我们，体内是有这个的，可惜我们都没有见过，也不知道具体的，只能弄个空白的，以后再补上了。"

"原来是这样啊。"毛小逗点点头，"那这个是为了防止什么呢？"

"这个啊，当然是为了防止那些混进来的坏人了。"免疫细胞军团小头领答道。

"混进来的坏人。啊，坏人要怎么混进来啊？"这个让毛小逗和麦麦罗很是不解，心想，都做了那么好的措施，怎么还可能混进来人呢。

"这个，还是让我们来继续讨论一下可能出现的入侵者这个话题吧。在许多情况下，'门卫'能识别一些可疑人士(头上套着尼龙袜可是绝对露馅的)。"免疫细胞军团小头领接着说道，"我们不妨打个比方。假设一个入侵者假扮成送货人的模样或是声称他只是来修理水电的，那么，就得有更多的技巧，要进行调查才能判定这个人是否具有威胁性。这就成为你的免疫系统因为无法识别潜在的威胁而出现故障的原因之一。这就像人在小时候接种了腮腺炎的疫苗,你的身体就得到了有关腮腺炎模样的信息,然后你的免疫系统

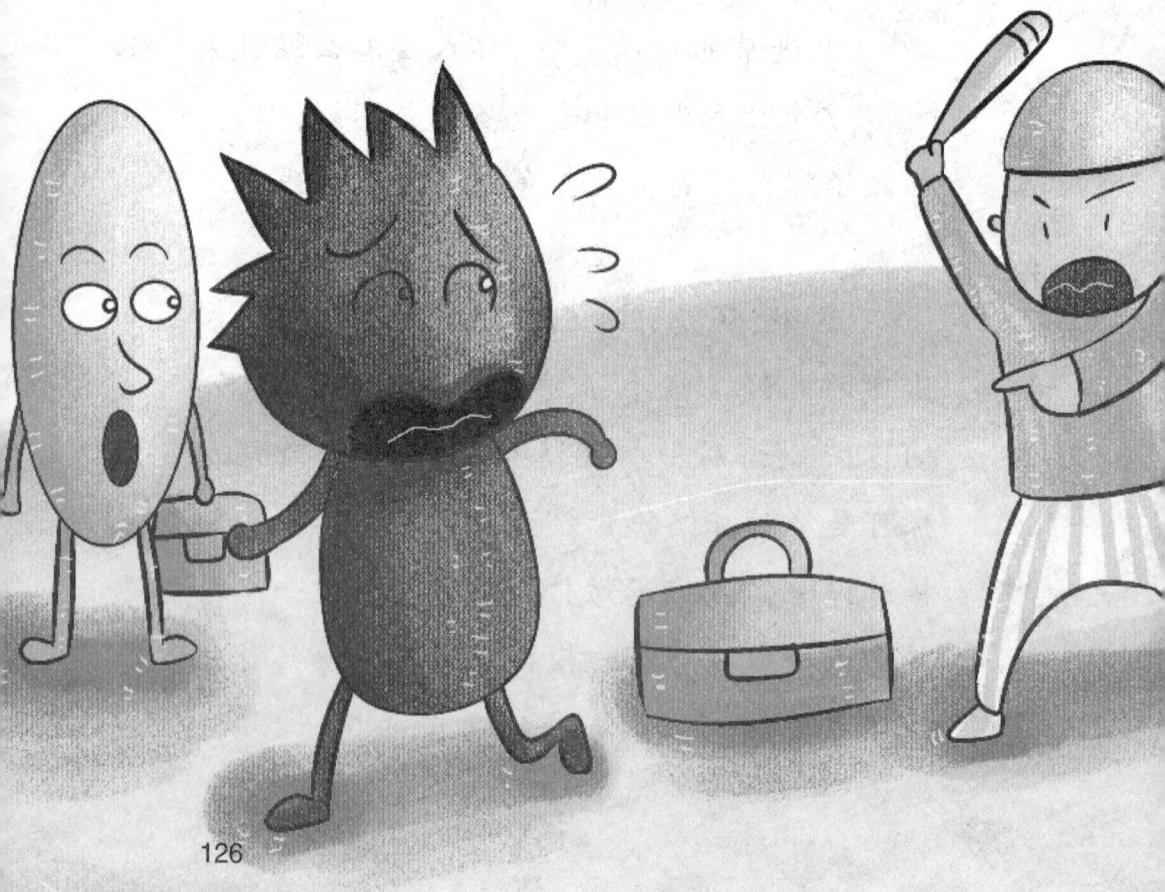

就会把这一信息储存到他的记忆数据库中。如果后来你接触到腮腺炎病毒,你的身体就会取出有关腮腺炎病毒的文件,并马上识别

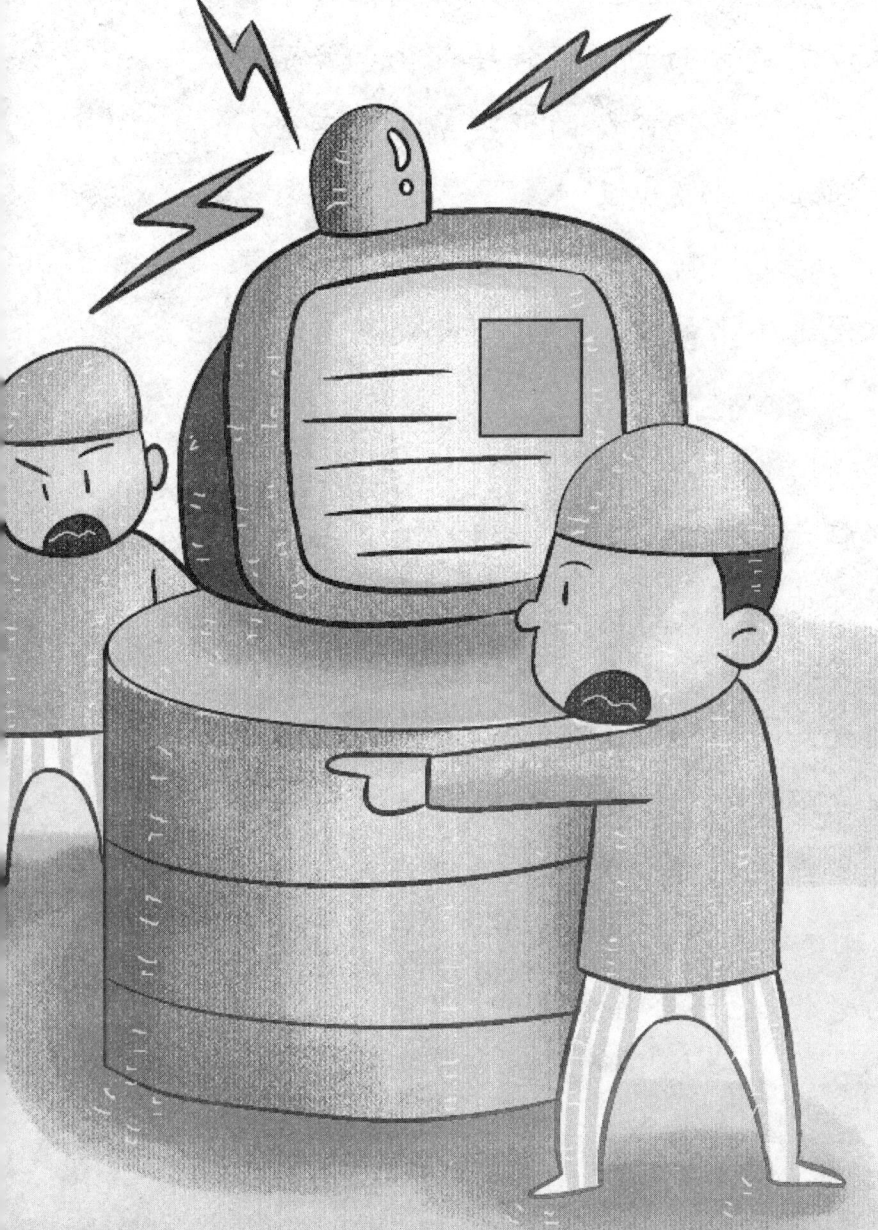

出这些细胞就是入侵者，然后派出正确的防御部队进行阻击进攻，所以你根本就不会受到影响。如果你的免疫系统不知道这个潜在入侵者的模样，你就遇到麻烦了。因为你的身体根本没有这方面的数据存档嘛，也就是没有它的犯罪记录，而你的免疫系统就不会对这个特别入侵者做出反应。"

"啊,是这样啊。这么说来,其实还是有很多坏人是进不来的,对不对？"麦麦罗有点担心地问。

"是啊！我也想知道免疫系统会老化吗？就像电脑一老化,系统总是出问题？"毛小逗也很好奇地问道。

免疫细胞军团小头领看了一眼好奇的小家伙们继续开口道："你们这两个问题，我还是一起回答了吧。一般情况下,坏人是很难进来的，当然如果是特别的入侵者进来就容易了。免疫系统当然是会老化的,而且随着免疫系统的老化,他还会丢失文件。"

"丢失文件?"毛小逗和麦麦罗听到这四个字同时惊呼,"这,这也太可怕了。"

"就拿流感病毒为代表来说吧。你们的身

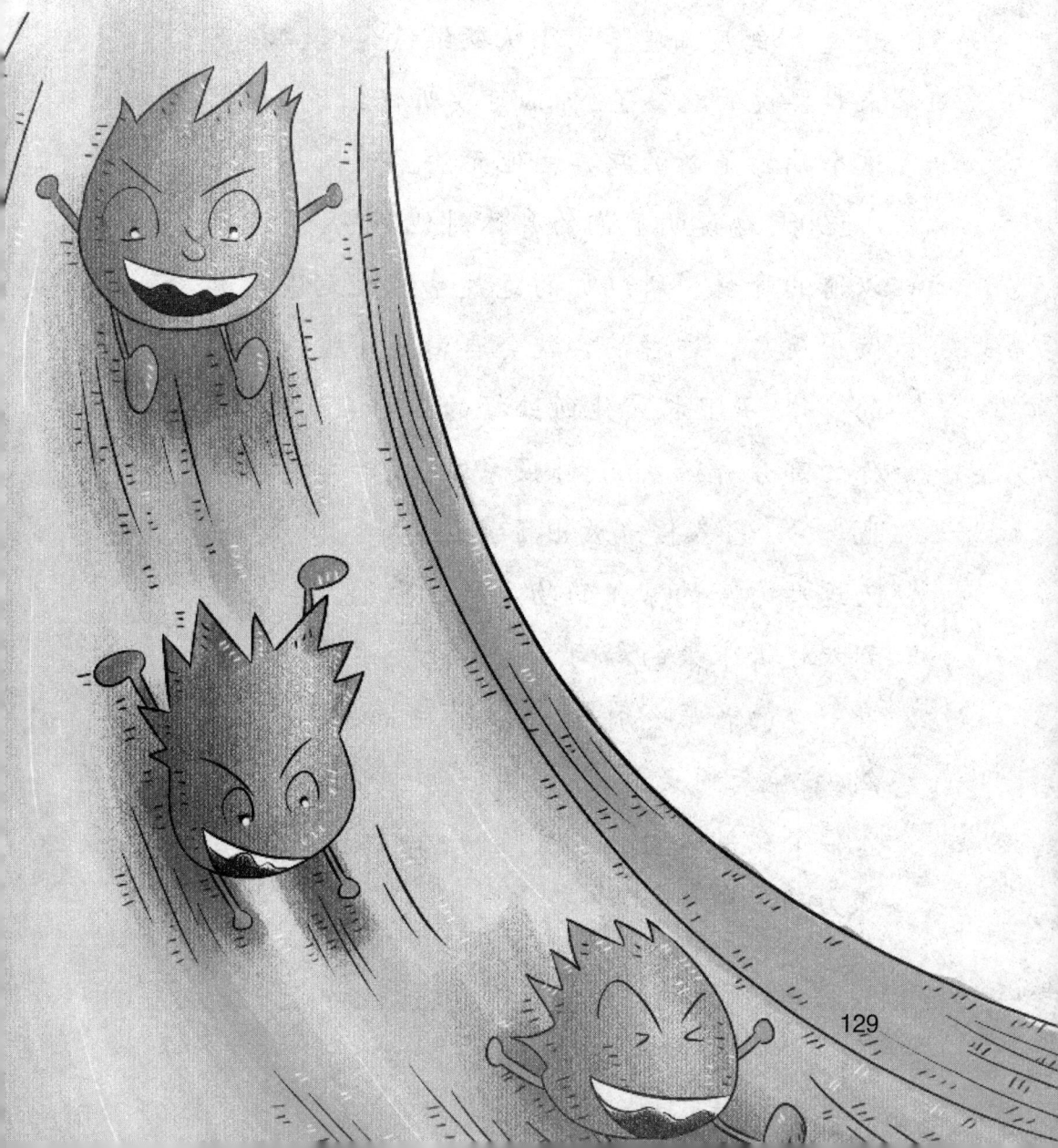

体对该病毒有所了解，但是他似乎每年都在变异，所以除非你接种过最新的流感疫苗，否则身体对新出现的同组流感病毒都不是很了解。只有在了解他的情况下，才能将其顺利地赶走。"免疫细胞军团小头领继续说道，"接下来我要说的就多了，你们可要听仔细了。如果这个病毒是新的病毒，他无法呈现同样的标志记号，这说明你们的身体对他不熟悉，没有以前的资料，所以你的免疫系统就无法快速做出反应，这种病毒就会自由地穿梭搜寻你的身体，并且摧毁他所选择的任何东西，比如你的部分神经系统、呼吸系统，或者是身体其他部分。当入侵者放出毒素，或者身体产生杀灭这些讨厌的家伙的物质时，你们就会感觉到入侵者带来的影响。这些毒素，或者身体自身产生的物质会引起发热烧、颤抖和疼痛。当然，发烧有时是好事，因为它对于能够轻易被入侵的细胞来说是有危险的，但是，对于有复原力的细胞并不危险。"

"啊，原来发热是在这种情况下产生的啊。"毛小逗没想到这里还有这么大的学问。

"是啊，是啊。原来是这样。"麦麦罗也点头表示同意。

③ 间谍计划

安千儿一路奔跑，终于躲过了重重守卫的搜索，到达了与小不点汇合的地方。

可是左等右等，还是看不到小不点的影子。

自己走吧，这太不合适了。难道是小不点又被抓回去了？真是让人担心啊。安千儿心里不停地纠结着。

就在她六神无主的时候，忽然听到身后有什么响动，在她转身的瞬间，看到小不点正在看着她笑。

"哇，小不点，你终于来了。吓死我了，我以为你又被那些坏人抓回去了呢？"安千儿此时此刻有点激动。

"是啊,差点被抓到哎,幸亏我跑得快。"小不点笑了笑,眨巴着大眼睛望着安千儿,"姐姐,你的小伙伴在哪里?"

"我的小伙伴啊,我也不大清楚,好像是在免疫细胞军团那儿啊。"安千儿仔细想了想。

"这样啊。"小不点低下头想了一下,然后说,"那我带姐姐去,我们一起去找他们。"

安千儿高高兴兴地和小不点一起去寻找毛小逗和麦麦罗。

而此刻,在细菌军团大本营的军师,听了回来的士兵的报告,忍不住笑了:"将军,你瞧,我就说了,这个办法是极好的。"

"免疫细胞军团,那边会有人在查,如果被查出来……"细菌军团将军有些担心地说。

"这个,还请将军放心吧,那边的免疫系统信息库里,完全没有信息记录,应该无法查出来。"细菌军团军师胸有成竹地说,"我们还是等候好消息吧!"

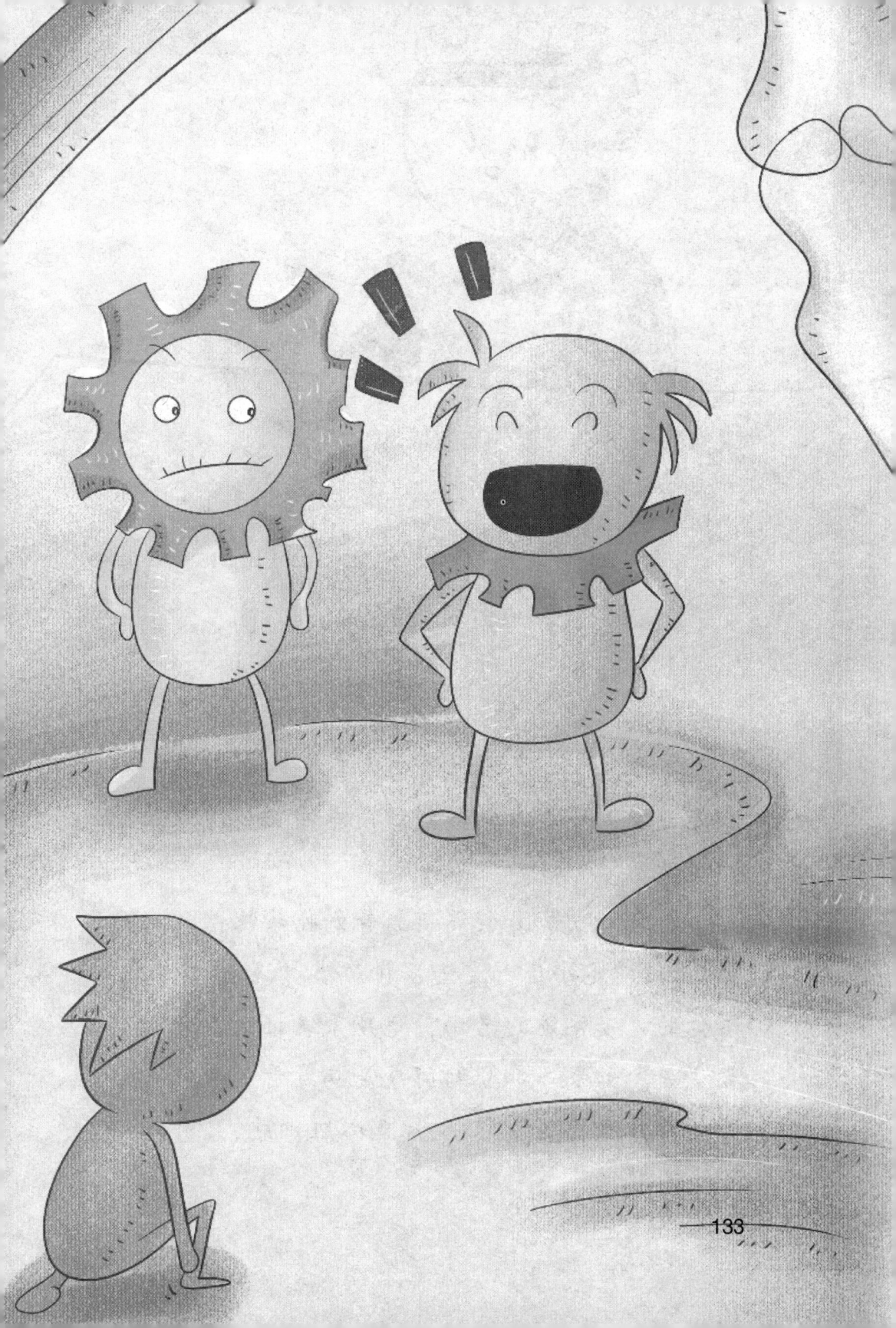

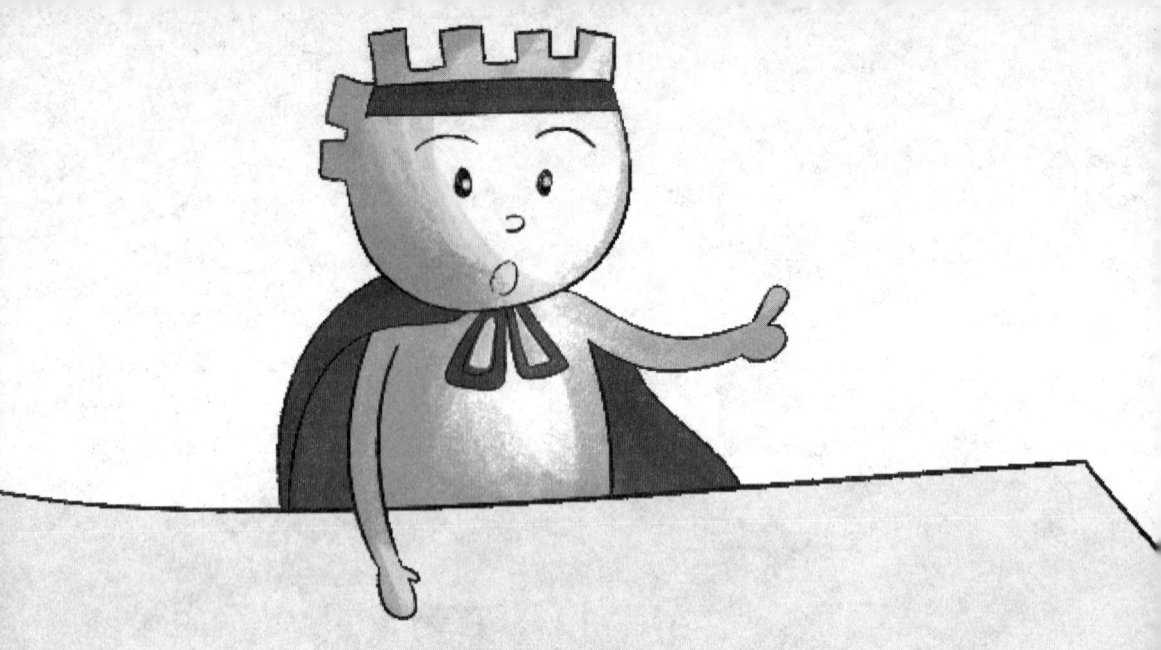

④大军压境

此时,在免疫细胞军团大本营的毛小逗和麦麦罗,还没有觉察到细菌军团安插间谍的行动。

免疫细胞军团小头领翻着免疫系统信息库,继续给毛小逗和麦麦罗讲解道:"还有,随着你的免疫系统的老化,免疫系统记忆力开始变差。如果一部分细菌或是病毒看起来与你的身体里的其他部分,比如心脏细胞,只有

免疫系统：细胞军团大作战

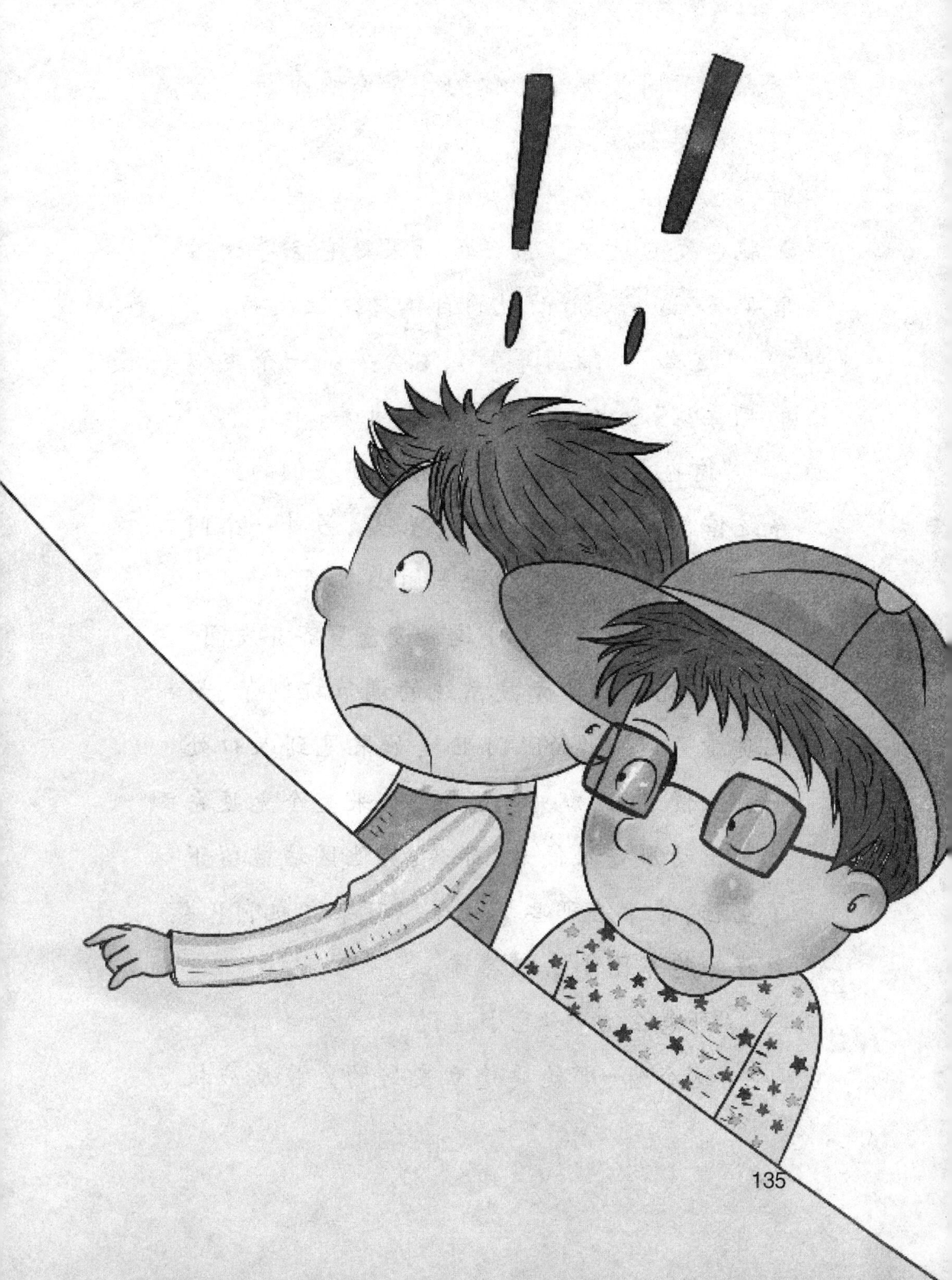

一点点不同，那么，你的免疫系统可能就分辨、识别不清，而有可能在杀死入侵者的同时，也对你身体里那些酷似入侵细胞的正常细胞也发起攻击。最糟的结果是它会导致器官瘫痪，这就是前面说的自体免疫性疾病。"

"这么说，细菌军营会不会安插一个类似的病毒？"毛小逗有点害怕地问道。

"这也是有可能的。只有加强我们的免疫系统信息库的识别功能了。但是，另外一个问题也会出来。"免疫细胞军团小头领说。

"什么问题？"毛小逗和麦麦罗齐齐发问。

"这就是身体免疫系统的调节机制了，好比负责免疫安全的'门卫'，如果见到入口处一有入侵者来，就呼叫后援，如果整个免疫系统都出动严查入侵者，那么，其他区域就留下了空档，等于给那些坏分子以可乘之机啊！"免疫细胞军团小头领答道。

"那怎么办？"毛小逗说。

"这个嘛，那就要建立良好的免疫反应机

制,既要避免免疫系统战斗得过火,就是使身体对病毒感染不要反应太过度,又不能完全关闭免疫系统。"免疫细胞军团小头领说,"事实上,真正做到这一点,还挺难的。"

正在说话之间,突然一个小士兵来报:

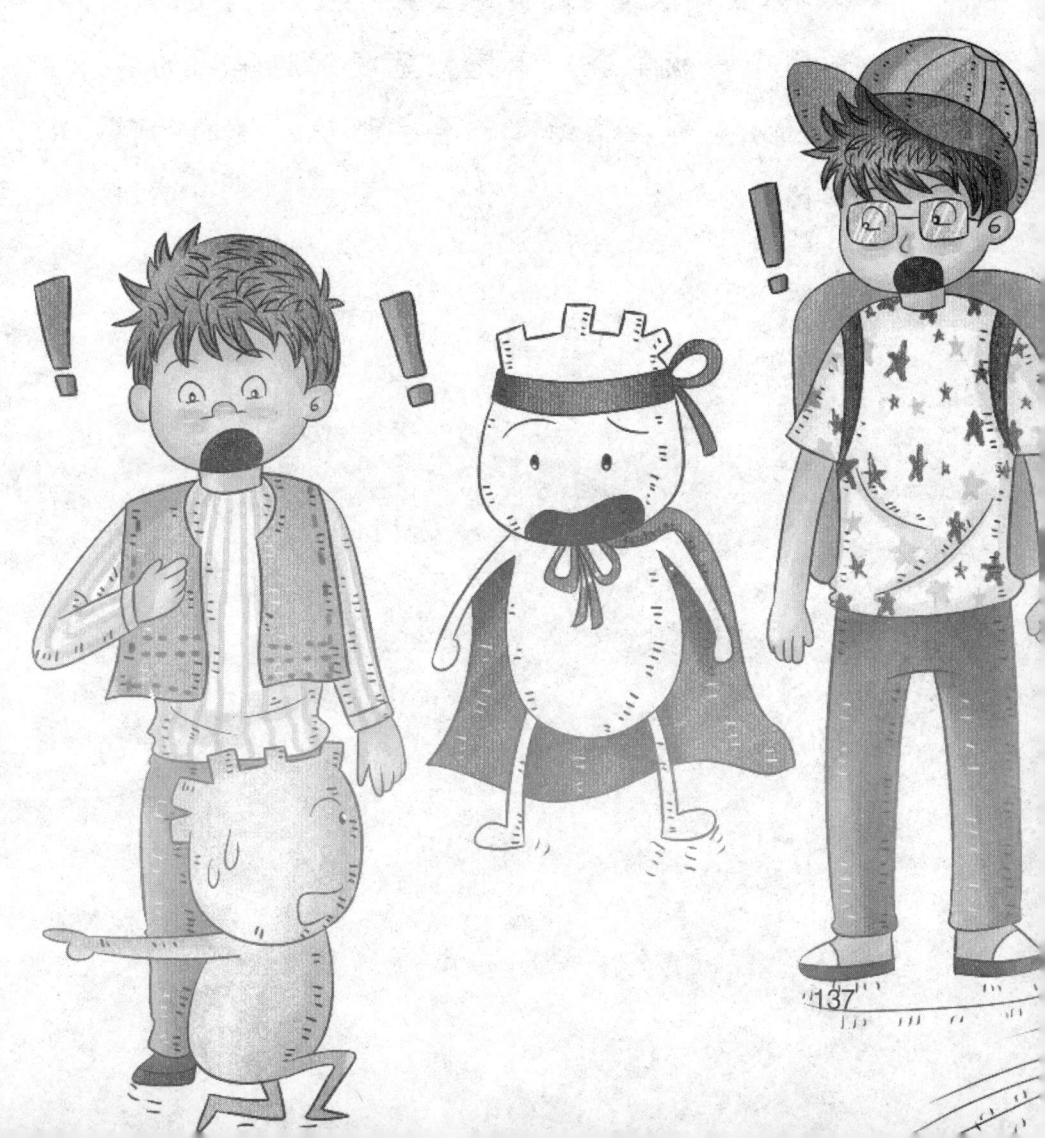

"不……不好了,有大军压境。"

毛小逗、麦麦罗和免疫细胞军团小头领听到这个消息都吓坏了——大军压境?这,这不是说,处境很危险吗?

"通知所有免疫细胞军团的士兵,前去救援。必要的关卡,也留守士兵严查。"免疫细胞军团小头领命令一下完,免疫细胞军团的各个地方全部在集结,都要去抵抗入侵的细菌军团。

第9章
尾声(全书终)

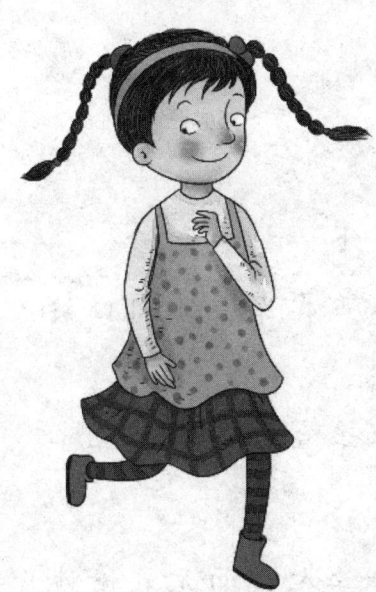

尾声(全书终)

①间谍潜伏进来

免疫细胞军团大本营外。

安千儿小朋友和小不点在军营城门口被拦住。

免疫细胞军团一个小士兵正在盘问安千儿:"请出示你的通行证。"

守城士兵小头目看着二人,面无表情地

重复了这句话。

"啊,通行证啊?"安千儿搜遍自己全身也没有看到,然后她看向小不点,小不点也可怜巴巴地摇了摇头。

"我,我只是路过的,又不是这里的人,当然没有通行证了。"安千儿有点理直气壮地对守城士兵小头目说。

"你们,你们可以去查一下嘛,如果没我们两个的资料就让我们进去吧,姐姐有朋友在你们这里,她要找她朋友。"小不点赶紧插嘴说道。

"是嘛,可以查资料就去查嘛。"安千儿撇了撇嘴。

守城士兵小头目及其他守城的小士兵面面相觑,其中一个忍不住说:"我们例行检查一下。"

然后,其中一个守城小士兵就把手里的东西对准了安千儿,从头到脚,扫视了一遍,最后说:"资料库没有该物质信息,安全请求通过。"

很久之后,守城小士兵又重复了那句话,然后,安千儿就听到不知道从哪里传来的电子声音:"允许通过。"

在允许安千儿通过之后,他们又把手里的东西对准了士兵小不点。似乎遇到了什么难题,他们在士兵小不点面前扫视了好久,还是没得到确切消息。

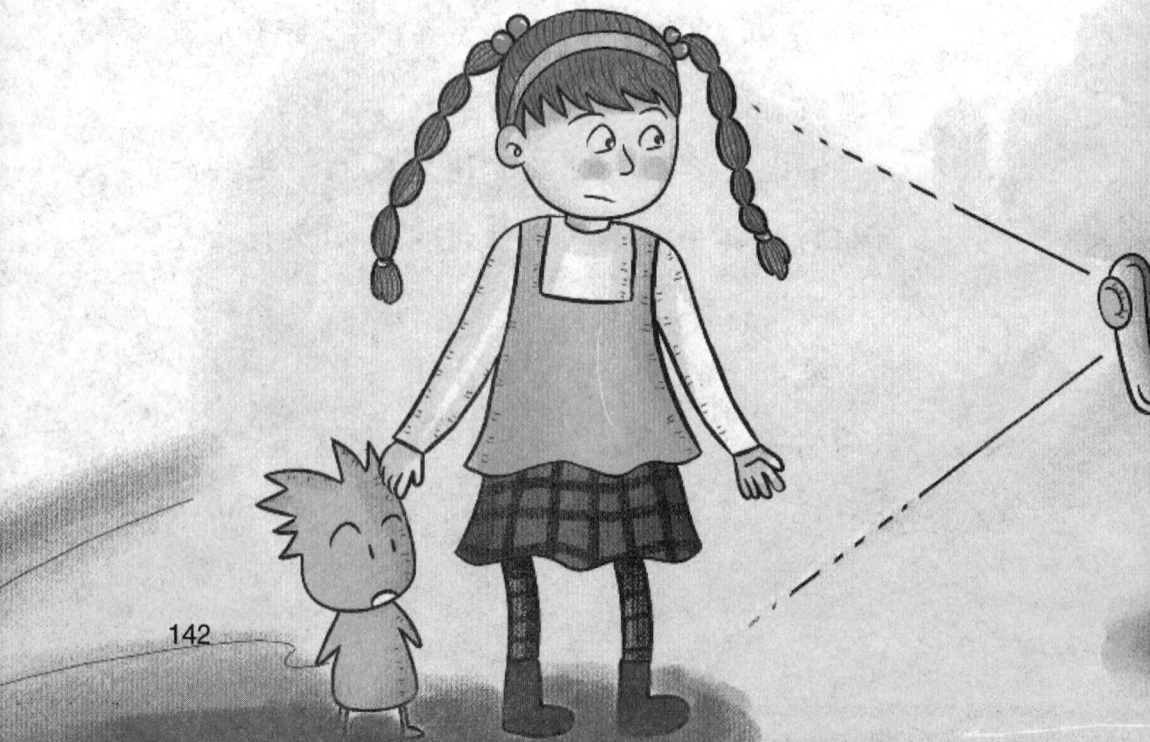

"该物质没有在资料库储存信息,但是,

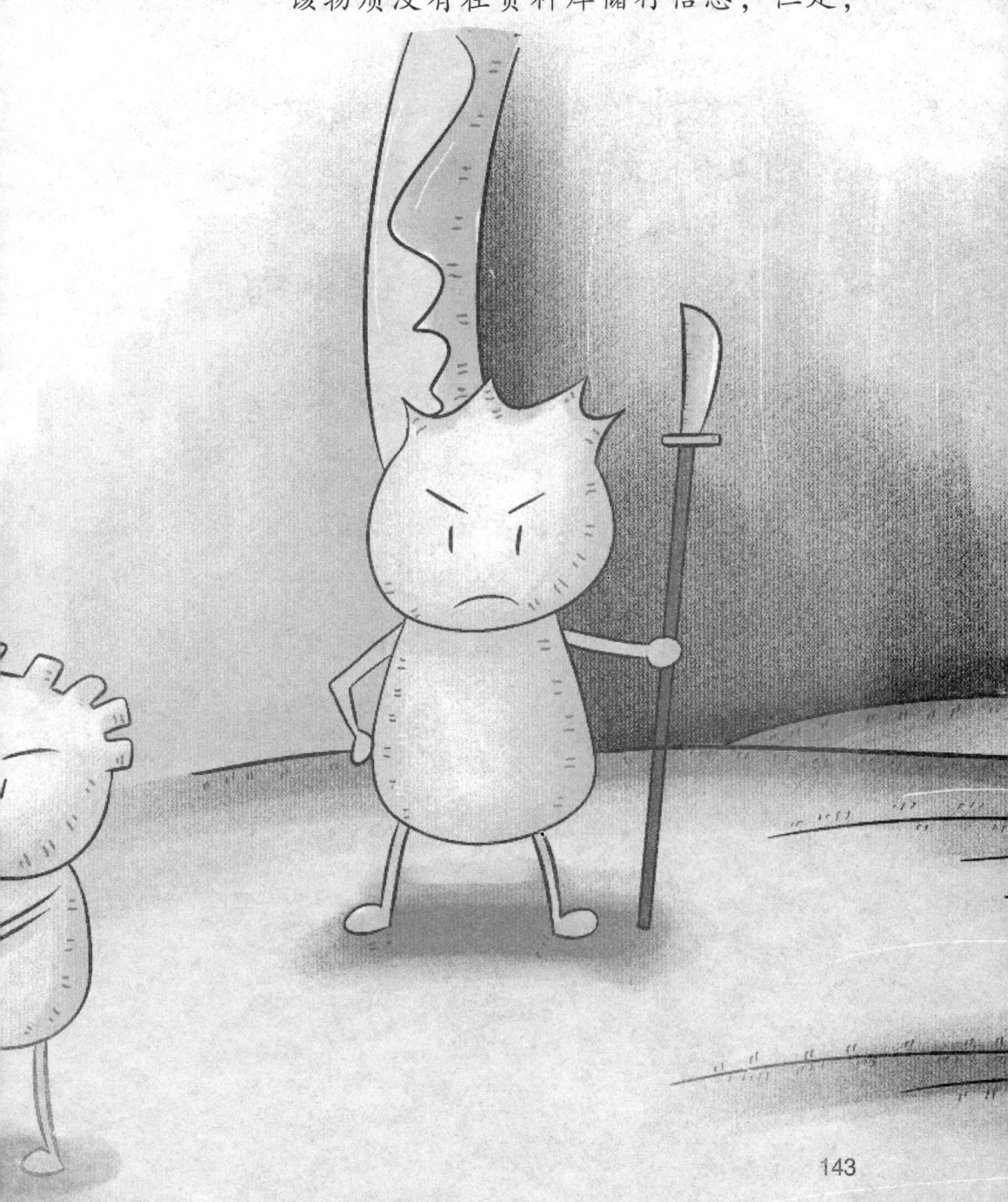

有个别信息似乎在哪儿见过，安全请求暂时不清楚。"又是电子声音。

啊，这是怎么回事，不等安千儿问，守城士兵小头目已经问了："名字？"

"他叫小不点。"安千儿已经替他回答了。

"没问你，问的是他。"守城士兵小头目很严肃地又问了一遍。

"小不点。"士兵小不点可怜兮兮地看看安千儿，又看看守城士兵小头目。

就在这时，守城士兵小头目接到命令要去支援前线。

临走前，他对另外几个小士兵交代说："严格把关。"

守城士兵小头目最后又看了小不点一眼，然后说："再扫视两遍，没问题，再让通过。"

另外的守城小士兵很听话地拿着东西在小不点身上再次扫视了两遍，依旧是没有资料信息，最后才让他通关。

安千儿和小不点走了好久,也没找到麦麦罗和毛小逗,便停下来休息,安千儿突然好奇地问旁边的小不点:"咦,为什么他们查得这么严格啊?"

"这个啊。"小不点略一思索,回答道,"也许他们害怕间谍潜伏进来,打乱大巨人的免

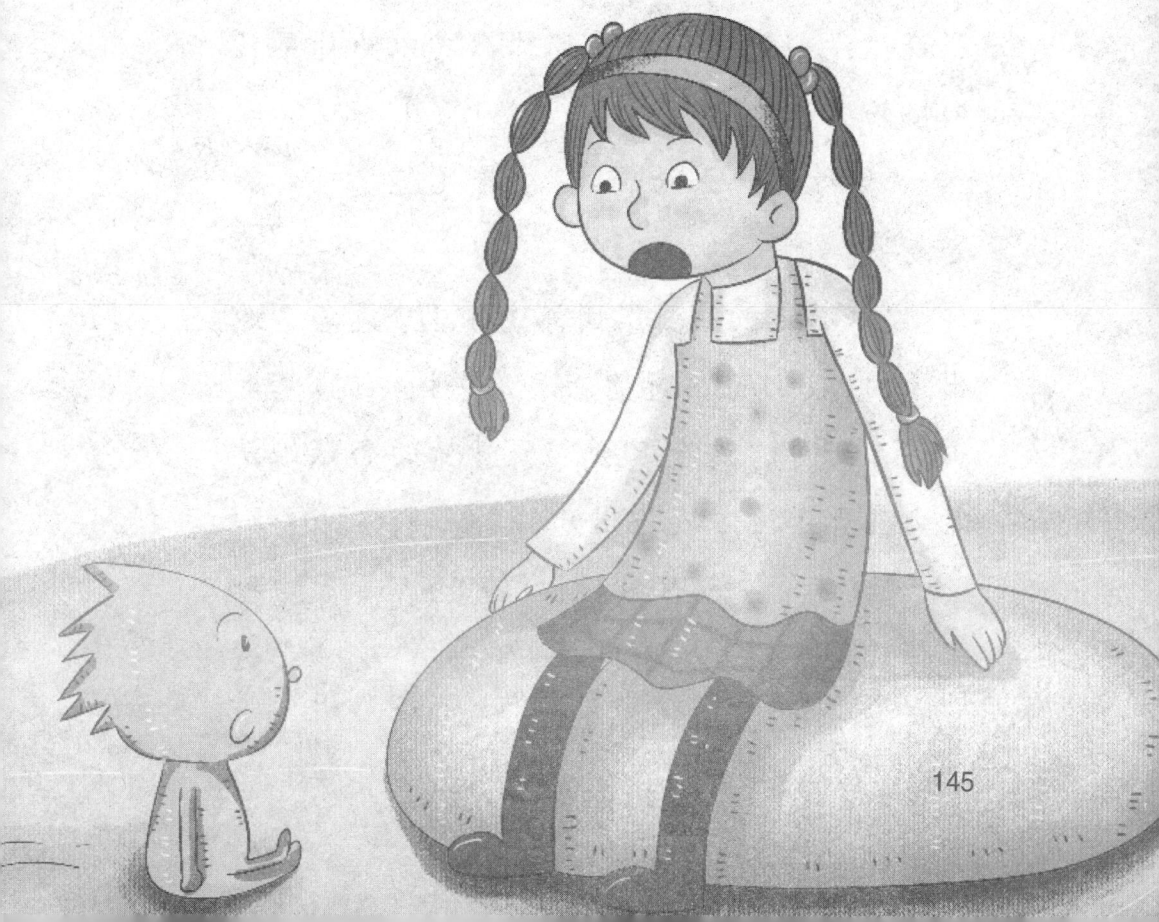

疫系统。这样就会导致大巨人的整个免疫系统紊乱,最终不听从指挥。"

"哦,原来如此,怪不得如此严格呢!"安千儿说。

正在这时,毛小逗和麦麦罗跑了过来。

"喂。"安千儿站起来激动地挥舞着手臂,朝正在说话的两个小家伙喊道。

"呀,是小千儿啊。"麦麦罗看到安千儿也很开心,但是他围着安千儿转了一圈之后竟然说,"没想到能再次看到你,我以为你早被大怪物抓走吃了呢。"

"你说的什么话啊?"安千儿跳起来要打麦麦罗。

"你不是被细菌军团抓走了吗?是怎么跑出来的,我们还在商量着怎么去救你呢。"毛小逗很好奇,这个只会哭哭啼啼的小姑娘是怎么从那个地方逃跑出来的。

"我啊,这就不劳烦你操心了,等下细细给你们说,先给你们介绍一下……"安千儿这

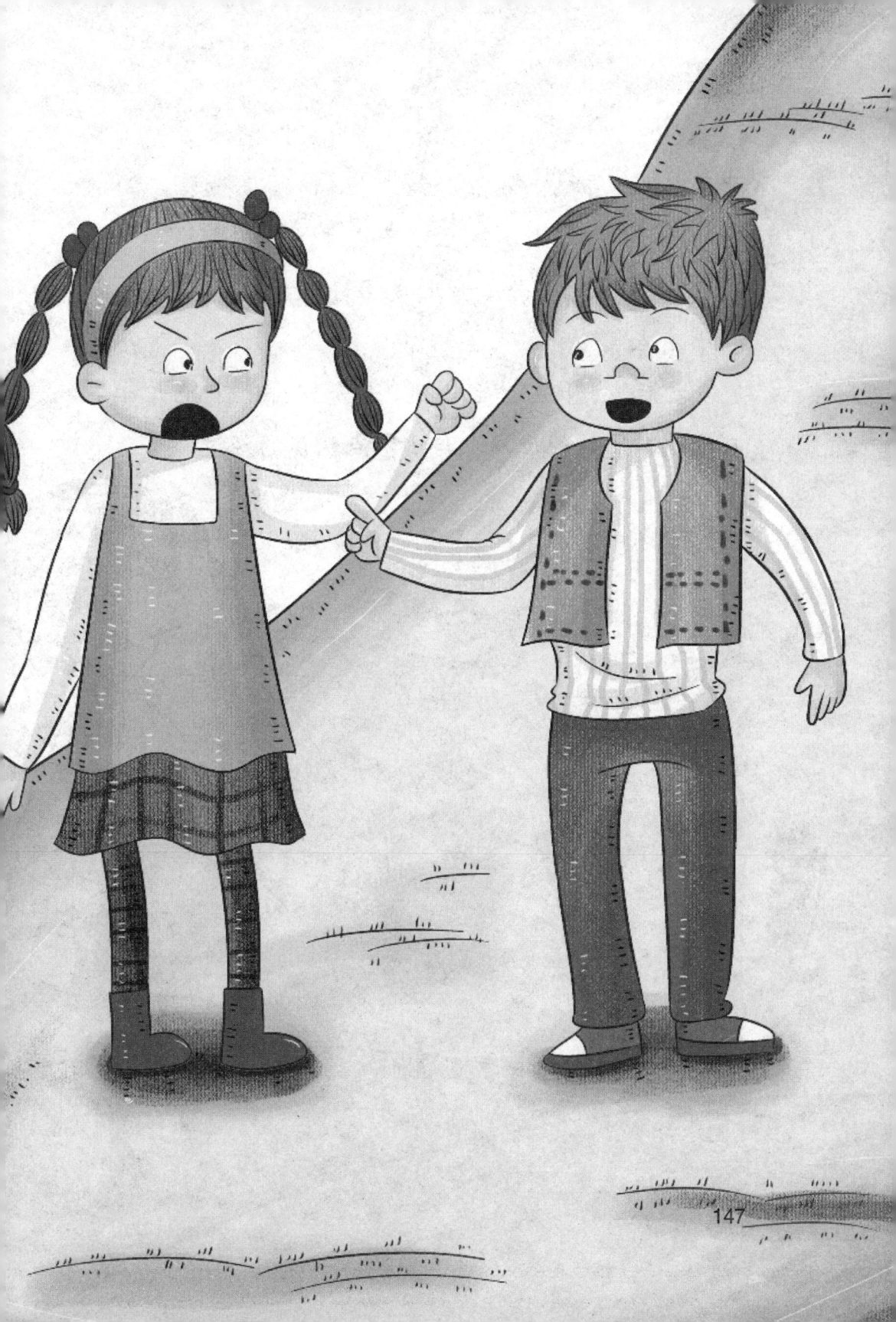

才想起来,要把小不点介绍给他们,结果她转身的时候发现,小不点已经不在了。

"小不点——"安千儿喊了好久都没有找到小不点。

之后,安千儿对毛小逗、麦麦罗讲述了她在细菌军团的经历以及与小不点认识的经过。

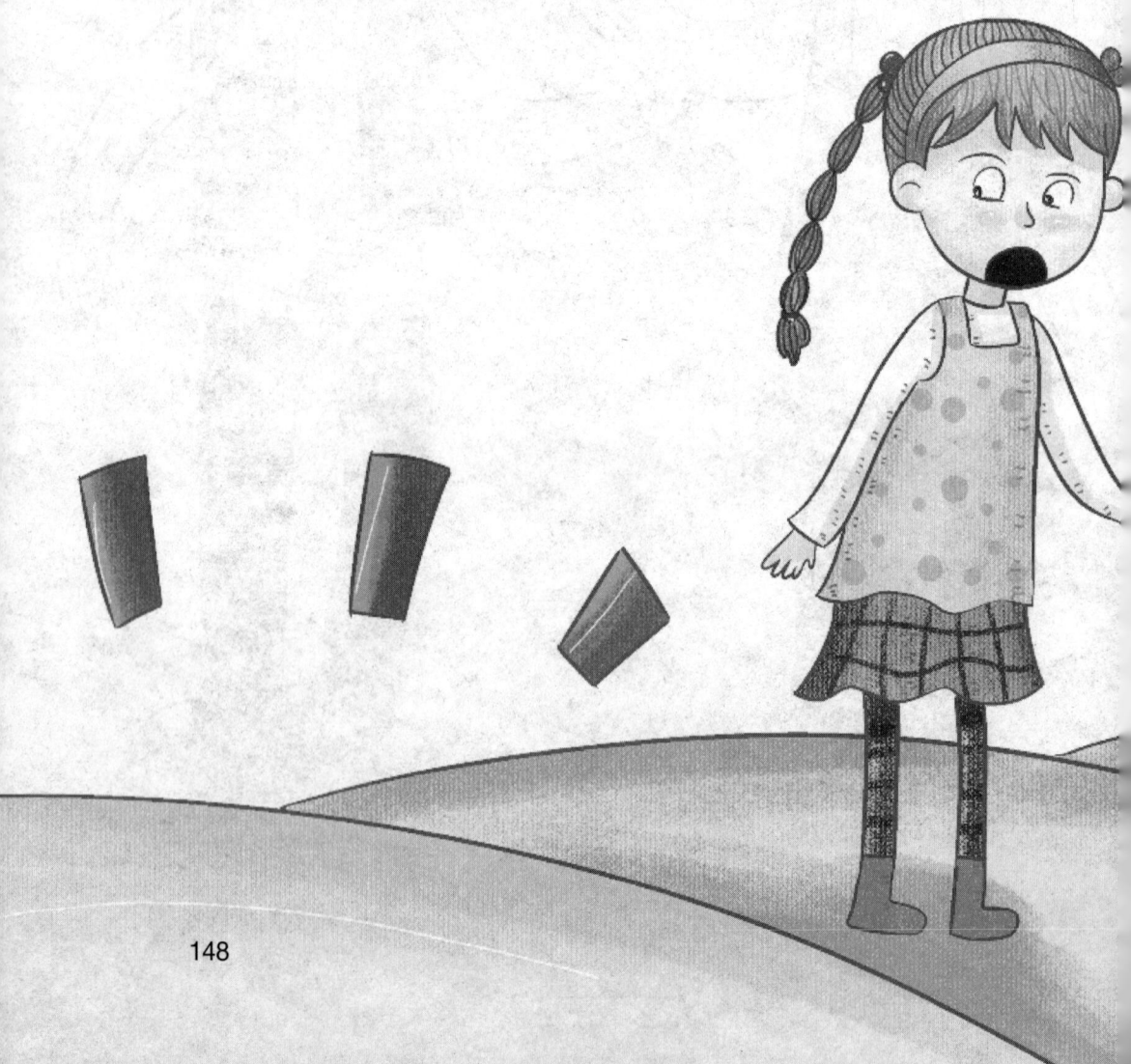

"可能人家走了吧,谁愿意和你这个又笨又爱哭的人在一起啊。"麦麦罗在听安千儿大概讲述事情的来龙去脉之后,故意这样惹安千儿说。

"你说谁呢,我告诉你,我可是在坏人的阵营里,待了这么久却安然无恙,完全凭借着

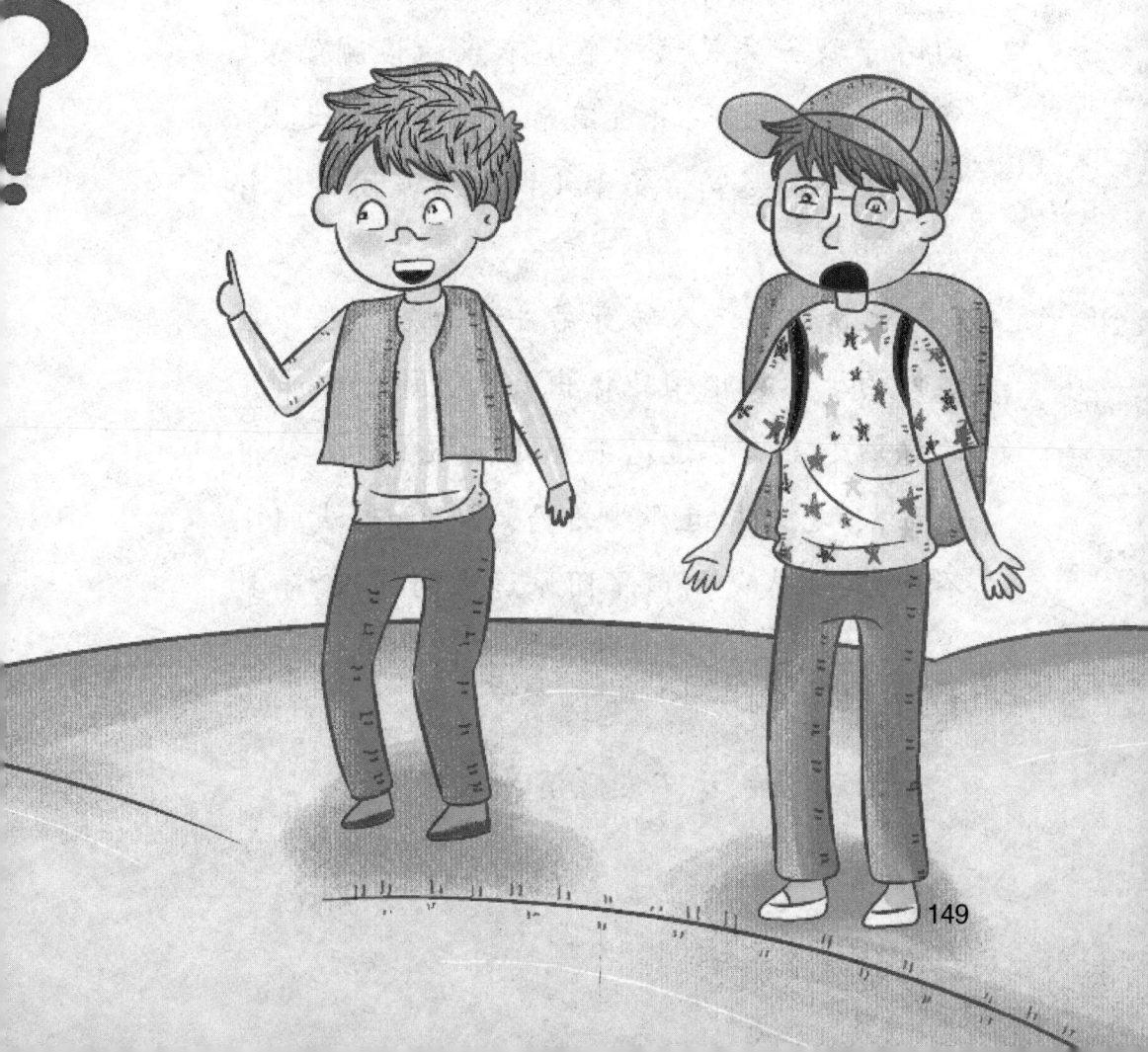

聪明才智跑出来的。哼哼，不和你们一般见识。"安千儿原本以为自己的经历会让小家伙们佩服，没有想到麦麦罗就知道挤兑她。

"我们还是先回去吧。看这情形，细菌军团的进攻减少了。"毛小逗说道。

不过毛小逗心中依然有疑惑，总觉得安千儿口中那个小不点怪怪的。他跑到城门口，询问守城士兵关于那个小不点的检测结果，守城士兵回应说，并没有看出什么可疑之处，于是便与麦麦罗、安千儿向免疫军团大本营走去。

就在他们三人转身离去的时候，躲藏在远处的小不点悄悄地探出头来，对着安千儿的背影小声嘀咕道："安千儿姐姐，你不是很好奇，我怎么知道那些的吗，你只知道我叫小不点，其实我是细菌军团派过来的间谍，而且成功地躲避了免疫系统信息库的检测。对不起，姐姐，再见。"

说完之后，小不点就消失不见了。

②细菌军团的胜利

细菌军团大本营。

一个小士兵跑进来报告:"报告将军,我们安插的间谍,已经成功打进免疫细胞军团内部。"

听到报告后,细菌军团的将军和军师都开心地笑了。

细菌军团将军说道:"军师,果然妙计啊!战斗了这么久,伤亡这么大,这次竟然可以不费吹灰之力击垮免疫细胞军团了。"

细菌军团军师随声附和道:"恭喜将军,将军威武,完成了这么大一场战役!"

细菌军团将军应声道:"还是军师足智多谋啊!只是不知安插进去的间谍,多久能够发生功效啊?"

细菌军团军师说:"如果预计不错的话,现在免疫军团的信息系统已经开始混乱,他们的士兵开始不听从指挥，甚至已经开始起义，倒戈投降于我方了。"

正在这时，又有小士兵报："将军，免疫细胞军团已经开始大乱了，传出的消息说，他们正在不听从派遣和指挥，有些免疫细胞军团的小士兵开始作乱了。"

细菌军团大本营内，传出山呼海啸的庆祝胜利声，似乎这声音要穿透大巨人的躯体，传到每一个角落里……

③ 离别

与细菌军团大本营相比，这时的免疫细胞军团已经乱作一团，失去了对局面的控制。而一切失败的根源，他们还一无察觉。

免疫细胞军团小首领正在指挥着处理免疫系统信息库，而战斗在前方的免疫细胞军团已经不听从免疫系统的指挥，四处乱打，不分敌我。

毛小逗意识到是不是哪里出现了问题，又提醒了一下免疫细胞军团小头领说："快快查查，那个小不点是不是混进来的间谍？"

"哦，对。"免疫细胞军团小头领反应过来之后，便催促着其他小士兵赶快详查一遍。"赶快把免疫系统信息库资料补上。"

资料显示了出来：

姓名：小不点
照片：显示未知
形状：显示未知
引起的状态……

这时，有个小士兵面色苍白，匆忙跑进来："报告，我们前方的免疫细胞军团已经失控，自己人和自己人厮杀起来……"

未等小士兵报告完毕，免疫细胞军团小头领已经变得六神无主了："完了，彻底完了……细菌军团真的成功策划了这场叛乱，我们的免疫系统信息中心彻底失灵……"

毛小逗、麦麦罗和安千儿此刻也惊若木鸡，不知如何应对了。他们不知道这个大巨人还能坚持多久，从误打误撞进入大巨人体内的那一刻起，似乎也与大巨人产生了一种莫名其妙的感情，他们想着大巨人提供给他们这个学习人体知识，又不乏历险的人生经历。想到此处，安千儿落泪了，毛小豆和麦麦罗的眼圈也泛红了。这时，麦麦罗不再嘲笑安千儿是个爱哭鬼了。

正当大家都心情难过的时候，免疫细胞军团小头领打起精神说道："我护送你们从另一个安全通道出去……"

三人此时从内心来讲还真的不舍得离去，因为他们想着的是美好的结局，也有着最勇敢的担当。

见此境状，免疫细胞军团小头领再一次催促道："有病毒入侵了，这个身体不需多长时间就会倒下，你们要抓紧时间离开，要不然就来不及了。"

虽然依依不舍，但最终不得不听从免疫细胞军团小头领的指挥上路。也许路很短，但又很长，时间已经不再重要，不知多久，也不知走到了哪里。

突然，免疫细胞军团小头领停了下来，难掩悲伤离别的心情，说道："就送到这儿了。亲爱的朋友，我爱你们，你们是勇敢而坚强的。不过，我们需要说声再见了！"

毛小逗问道："那你怎么办？"

免疫细胞军团小头领悲壮地说："我要和大巨人一起共存亡！"

语气坚定而有力。

当三个小家伙还想再说些什么的时候，一股让时间、空间逆转的旋风，把他们三个吹了起来。随即，他们随着这个如当初进入大巨人体内的那一瞬间一样，失去了任何知觉。

等他们醒来时，看到大巨人像一座山岗一样，在他们前方的不远处，接着大巨人的影子渐渐模糊,再模糊,最终消失不见……

"走吧。"麦麦罗扯了扯毛小逗的袖子,"再不舍,我们也得离开了。"

"他们……我们,我好想他们。"安千儿极力忍着,可还是掉下了眼泪。

毛小逗自言自语道:"他们(免疫系统)终日忙忙碌碌、辛辛苦苦,才撑起了我们人类整个生命。可是,我们连一句谢谢都没有来得及和他们说,竟然就如此匆匆而残忍地离别了……"

"安千儿,毛小逗,麦麦罗……"

有熟悉的声音传来,是一路寻找他们的老师……

● END [终]

THE MAIN CHARACTER [主角]

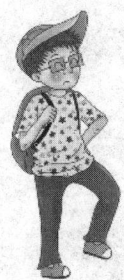

毛小逗 [MAO XIAODOU]

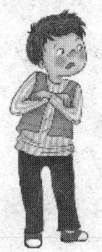

麦麦罗 [MAI MAILUO]

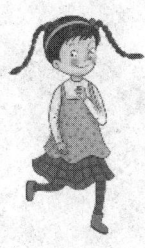

安千儿 [AN QIANER]

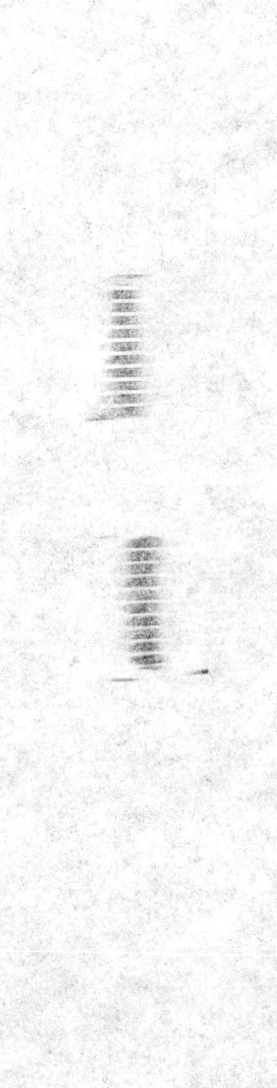